针灸 辅行诀

赵本宏·著

木五针
肝
木三针
太冲

火五针
心
火三针
神门

水五针
肾
水三针
太溪

金五针
肺
金三针
太渊

土五针
脾
土三针
太白

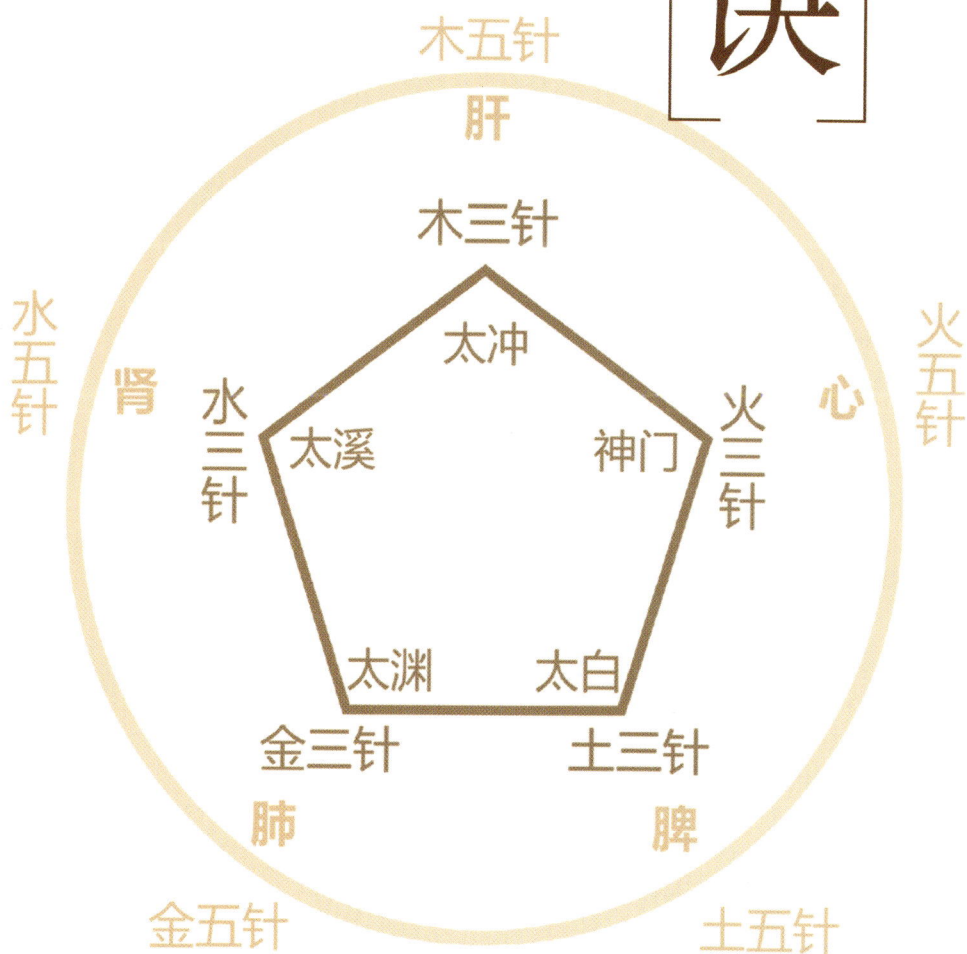

东南大学出版社
SOUTHEAST UNIVERSITY PRESS
·南京·

图书在版编目（CIP）数据

针灸辅行诀 / 赵本宏著. -- 南京 : 东南大学出版
社, 2025. 6. -- ISBN 978-7-5766-2210-2

Ⅰ. R245

中国国家版本馆CIP数据核字第2025R2Q832号

针灸辅行诀

ZHENJIU FU XING JUE

著　　　者	赵本宏	
责任编辑	褚　蔚	
责任校对	韩小亮　　**封面设计**　余武莉　　**责任印制**　周荣虎	
出版发行	东南大学出版社	
出 版 人	白云飞	
社　　　址	南京市四牌楼2号　邮编：210096	
网　　　址	http://www.seupress.com	
经　　　销	全国各地新华书店	
印　　　刷	南京迅驰彩色印刷有限公司	
开　　　本	787 mm × 1092 mm　1/16	
印　　　张	10.75	
字　　　数	197千字	
版　　　次	2025 年 6 月第 1 版	
印　　　次	2025 年 6 月第 1 次印刷	
书　　　号	ISBN 978-7-5766-2210-2	
定　　　价	128.00 元	

本社图书若有印装质量问题，请直接与营销部调换。电话（传真）：025-83791830

序

　　作为一名从事中医工作多年的医师，我深知传统针灸疗法的博大精深，但也体会到其复杂性和学习门槛对许多人的困扰。《针灸辅行诀》的出现，无疑为针灸疗法的普及与创新打开了一扇新的大门。

　　本书以《辅行诀脏腑用药法要》为理论基础，结合现代临床实践，创新性地提出了精简穴位、通俗易学的针灸理论体系。它不仅保留了传统中医的精髓，还通过优化穴位选择和操作方法，使针灸疗法更加高效、实用。无论是专业医师还是普通爱好者，都能从中找到适合自己的学习路径。

　　《针灸辅行诀》不仅是一本理论扎实的学术著作，更是一本实用性强、易于操作的临床指南。它让针灸疗法变得更加亲民，让更多人能够通过学习与实践，为自己和他人的健康保驾护航。

　　我谨推荐这本书给所有对中医针灸感兴趣的朋友，无论是初学者还是资深医师，都能从中受益匪浅。希望《针灸辅行诀》能够为中医针灸的传承与创新注入新的活力，让这一古老智慧在现代社会中焕发出更加耀眼的光芒！

江苏省中医院　主任中医师　　**韩旭**
南京中医药大学　教授

2025 年 3 月 7 日

目录

第一章
理论溯源与研究

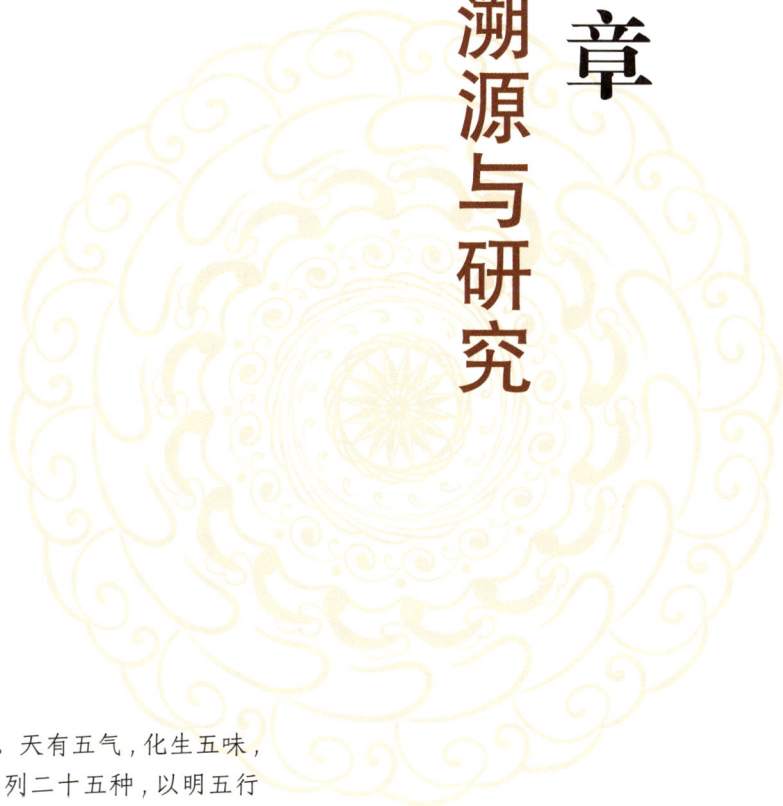

"经云：在天成象，在地成形。天有五气，化生五味，五味之变，不可胜数。今者约列二十五种，以明五行互含之迹，以明五味变化之用。……此二十五味，为诸药之精，多疗五脏六腑内损诸病，学者当深契焉。"

"陶隐居曰：'此图（汤液经法图）乃《汤液经法》尽要之妙，学者能谙于此，医道毕矣。'"

—— 陶弘景《辅行诀脏腑用药法要》

第一节　从《辅行诀脏腑用药法要》
到《针灸辅行诀》

一、《辅行诀脏腑用药法要》的前世今生

（一）从《汤液经法》到《辅行诀脏腑用药法要》

《汤液经法》，即《汤液经》，相传作者为商朝宰相伊尹。

伊尹，历事商朝成汤、外丙、仲壬、太甲、沃丁五代君主，尊号"阿衡"，辅政五十余年，为商朝兴盛富强立下汗马功劳。他"以鼎调羹""调和五味"的理论治理天下，所谓"治大国若烹小鲜"。

《汤液经法》是一部以道家思想为指导的中医著作，奠定了中医方剂学的基础，现仍在学习和使用的"经方"源于此。其医学宗旨和重要内容在于服食补益和养生延年，体现了道家重生养生的思想，并对《伤寒论》有着极为重大的影响。

晋·陶弘景从《汤液经法》"以应周天之度"的365首处方中，选择了最常用的61首处方，给在深山修炼的道士们用于防病祛病，流传至今的《辅行诀脏腑用药法要》现存处方只有52首。

根据学者考据，《伤寒论》与《辅行诀脏腑用药法要》同源于《汤液经法》。《辅行诀脏腑用药法要》中的这些方剂，让我们能够看到《伤寒论》经方的原貌。

可惜《汤液经法》在唐代之后失传。

（二）《辅行诀脏腑用药法要》的学术思想和汤方结构

《辅行诀脏腑用药法要》由陶弘景所撰。陶弘景是南朝齐、梁时道教学者、炼丹家、医药学家、文学家，人称"山中宰相"。

《辅行诀脏腑用药法要》卷首小序："隐居曰：凡学道辈，欲求永年，先须祛疾。或有痼瘤，或患时恙，一依五脏补泻法例，服药数剂，必使脏气平和，乃可进修内视之道。不尔，五精不续，真一难守，不入真景也。服药祛疾，虽系微事，亦初学之要领也。诸凡杂病，服药汗吐下后，邪气虽平，精气被夺，致令五脏虚疲，当即据证服补汤数

剂以补之。不然，时日久旷，或变为损证，则生死转侧耳。"

《辅行诀脏腑用药法要》承袭了《汤液经法》的学术内容，发挥儒、道、释三教合一的哲学思想，在五行五味学说中，引进当时思想界的体用思辨方法，同时又增入"化"的概念，达到了与阴阳学说有机的融合。《辅行诀脏腑用药法要》中的"五味补泻体用图"等，源于《汤液经法》，是对《汤液经法》药物五味理论的继承和发展，体现了五行互含、五味生克制化等思想，以指导临床用药和方剂配伍。"五味体用补泻图"就像一个公式，"二十五味药精"如同公式的字母和数字，二者结合就是一个完美的中医经方选药组方公式，是打开中医经方玄妙之门的密钥。

《辅行诀脏腑用药法要》在学术思想上与《汤液经法》一脉相承，都重视方剂的配伍和应用，以脏腑辨证和五行理论为基础，强调药物的性味归经和功效主治，注重方剂的君臣佐使配伍原则，以达到治疗疾病的目的。

《辅行诀脏腑用药法要》的发现为《汤液经法》的存在及内容提供了佐证，使医史文献界学者得知《汤液经法》的主要内容，在一定程度上还原了《汤液经法》的部分面貌，让后人对《汤液经法》有了更具体的认识。

学习《伤寒论》，不可不学《辅行诀脏腑用药法要》。做医史研究的罗大伦先生评价该书："让我们看到了张仲景经方之前的事"，"看完《辅行诀脏腑用药法要》就会知道中医文化有多灿烂了。"《伤寒论》中的很多汤方，均脱胎于《辅行诀脏腑用药法要》的汤方结构。

《辅行诀脏腑用药法要》中的五脏补泻方，以"体用化味"理论为指导，蕴含着清晰朴素的五脏五味补泻原理，且在比较严格的味数、份量、煎煮法、服法等规定下完成组方。分为：辨肝脏病证方（小泻肝汤、大泻肝汤、小补肝汤、大补肝汤）、辨心脏病证方（小泻心汤、大泻心汤、小补心汤、大补心汤）、辨脾脏病证方（小泻脾汤、大泻脾汤、小补脾汤、大补脾汤）、辨肺脏病证方（小泻肺汤、大泻肺汤、小补肺汤、大补肺汤）、辨肾脏病证方（小泻肾汤、大泻肾汤、小补肾汤、大补肾汤）、泻方五首，以救诸病误治、致生变乱者方（泻肝汤、泻心汤、泻脾汤、泻肺汤、泻肾汤）、小补五脏方（养生补肝汤、调神补心汤、建中补脾汤、宁气补肺汤、固元补肾汤）、大补五脏方（大补肝汤、大调神补心汤、大建中补脾汤、大宁气补肺汤、大固元补肾汤）。

除五脏补泻方外，还有大小二旦六神方（正阳旦汤、小阳旦汤、小阴旦汤、大阳旦汤、大阴旦汤、小青龙汤、大青龙汤、小白虎汤、大白虎汤、小朱鸟汤、大朱鸟汤、小玄武汤、大玄武汤）、开窍救卒死方（点眼以通肝气方、吹鼻以通肺气方、着舌以通心气方、启喉以通脾气方、熨耳以通肾方）等诸方。

据说这部《辅行诀脏腑用药法要》原藏于敦煌藏经洞，1908年法国探险家伯希和率探险队入侵敦煌，对藏经洞大肆劫掠，经卷精华被席卷而去，看管藏经洞的王道士自称在替其队伍装车时截获了此书，后将此书卖与兽医张偓南。

遗憾的是，《辅行诀脏腑用药法要》原卷（绢书）在"文革"时不幸被毁，目前见到的各种版本均为抄本。

（三）《辅行诀脏腑用药法要》的传播和推广

1. 张大昌与《辅行诀脏腑用药法要》

《辅行诀脏腑用药法要》由张偓南传至其孙辈张大昌。

张大昌［1926—1995年］，出生于中医世家，自幼天资敏悟，好学深思，家藏诸书无不遍览，尤其对《伤寒论》《金匮要略》《辅行诀脏腑用药法要》等古经方背诵纯熟，运用自如。他临床四十余年，应用仲景、弘景之方，得心应手，疗效卓著。对疑难杂症，如再障、乳腺癌、胃脘痛、颈椎病、骨质增生症及妇科杂症，疗效更为奇特，方圆百里享有盛誉。

漫长的医疗实践和不懈的医学理论研究，使张大昌先生对其家传珍籍《辅行诀脏腑用药法要》的重视程度与年俱增，特别是感到当今医家之处方，"一方用药多致数十味，药量辄重八九两，性能主次不分，炮制多属奇离"，"制寸椎之束而残匹帛，为杯水之饮而举鼎釜"之时弊，非弘扬《辅行诀脏腑用药法要》之经方用药法则不能纠之，从而萌生了将《辅行诀五脏腑药法要》献给国家，以利后学，以便推广，挽救时弊的志愿。

1965年，他首次把《辅行诀脏腑用药法要》寄送中国中医研究院，但史无前例的"文革"风暴亦随之而至，献书之阻过于卞和献璞，藏书之难超出二酉藏经。其间传世珍籍被毁，罹无妄之灾。先生也因系知识分子，受莫须有之罪被关押。及至"文革"甫过，于1974年，张大昌先生再次将《辅行诀脏腑用药法要》寄送中国中医研究院，最终完成了献书的夙愿。

张大昌先生在为其众多弟子授课时，《辅行诀脏腑用药法要》是常讲之书，故此书与其弟子处多有抄本。

张大昌先生的主要著作有《张大昌医论医案集》《辅行诀五脏用药法要传承集》《辅行诀五藏用药法要研究》等。

2. 衣之标（衣之镖）与《辅行诀脏腑用药法要》

衣之标先生（衣之标是身份证名，衣之镖为笔名）师承张大昌先生，是"矢志不移的《辅行诀脏腑用药法要》传承者"。其从事中医临床近 60 年，研习《辅行诀脏腑用药法要》近半个世纪，出版相关专著 10 部，著作有《伤寒论阴阳图说》《辅行诀五藏用药法要研究》《辅行诀五脏用药法要校注讲疏》《辅行诀五脏用药法要临证心得录》《辅行诀五脏用药法要药性探真》《辅行诀五脏用药法要阐幽躬行录》《辅行诀五脏用药法要二旦四神方述义》等。

"续薪再传承"，是衣之标先生的最终目的。已故世界针联创办人、终身世界针联名誉会长王雪苔先生，为衣之标先生所著的《伤寒论阴阳图说》出版题诗"医之标范续薪传"。很显然，这是一谐音嵌名句，"续薪斋"也正是衣之标先生的书斋名。

2017 年 3 月 27 日，河北省人民政府印发《河北省人民政府关于公布第六批省级非物质文化遗产名录项目的通知》（冀政字〔2017〕13 号），《辅行诀脏腑用药法要》传统医药文化被列入河北省第六批省级非物质文化遗产名录。

（四）《针灸辅行诀》的传承与创新

《针灸辅行诀》是依据《辅行诀脏腑用药法要》理论编写的，其中心思想是万病皆为五脏生，五脏皆治疗万病。但《针灸辅行诀》是以经论治，区别于《辅行诀脏腑用药法要》的以药论治。

《针灸辅行诀》是用五输穴的五个原穴和五脏五行针（木火土金水）穴位、五门针（肝心脾肺肾）穴位等其他穴位相配合，利用脏腑相生相克理论，运用《辅行诀脏腑用药法要》理论辨证，针灸治疗疾病。《针灸辅行诀》用穴少，临床安全有效。

《针灸辅行诀》还体现了整体观念。中医认为人体是一个有机的整体，各个脏腑、组织、器官之间相互联系、相互影响。疾病的发生虽然可能表现在身体的某一个局部，但往往和五脏的功能失调密切相关。例如，皮肤疾病可能与肺、脾、肾等脏腑有关。肺主皮毛，肺气不足可能导致皮肤抵御外邪能力下降，容易出现风疹等皮肤病；脾为后天之本，气血生化之源，脾虚则气血不足，皮肤失去濡养也会出现问题；肾藏精，精能化血，肾精亏虚会影响皮肤的光泽和弹性。所以在治疗皮肤疾病时，不能仅仅着眼于皮肤局部，还要考虑调节相关脏腑的功能。

二、图示演变及发展

（一）太极图

太极图中黑白两部分将整个图一分为二。同时，黑白之中又各隐有一点，寓意阴中有阳、阳中有阴，宇宙间一切事物阴阳划分不可穷尽，生动形象地表达了阴阳轮转、相反相成的哲理，诠释了宇宙万物生成变化的原理。

太极图融合天地人之道以及自然、社会、人生为统一的整体思考，勾画了天地万物、阴阳变化的根据。

在中医学中，阴阳对立制约的观点得到了方方面面的体现，如《内经》在谈到人体内部阴阳之间的平衡关系时强调"阴平阳秘，精神乃治。阴阳离决，精气乃绝"；人体脏腑中五脏藏精属阴，六腑传化属阳；中药四性中寒、凉属阴，温、热属阳；八纲辨证中里、虚、寒属阴，表、热、实属阳；伤寒六经学说中太阴、厥阴、少阴属阴，太阳、阳明、少阳属阳……阴阳理论被贯穿于解释人体结构、生理、病理、诊断以及防治等各个方面，构成了人与大自然相应、人体内外统一的整体观念的内涵。

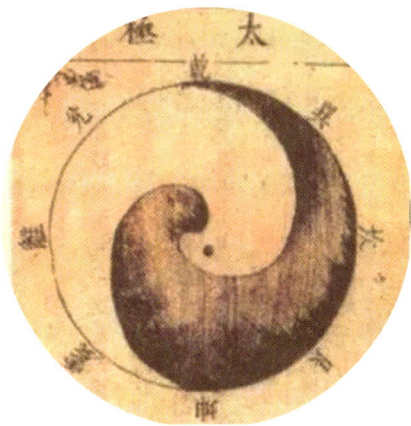

原始太极图

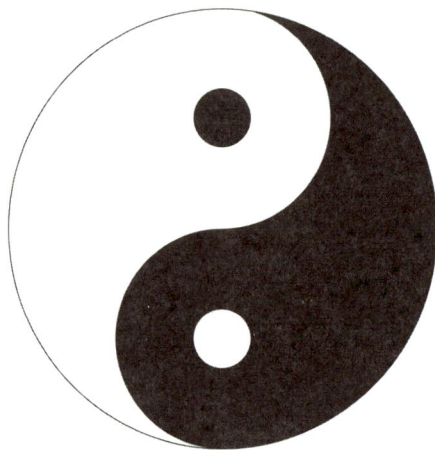

现代太极图

（二）河图、洛书

河图、洛书，是中国古代流传下来的两幅神秘图案，蕴含了深奥的宇宙星象之理，被誉为"宇宙魔方"，是中华文化、阴阳五行术数之源。河图 1～10 数是天地生成数，洛书 1～9 数是天地变化数，它们之间巧妙组合，融于一体，依次建构一个宇宙时空合一、万物生成演化的运行模式。河图上，排列成数阵的黑点和白点，蕴藏着无穷的奥秘；洛书上，纵、横、斜三条线上的三个数字，其和皆等于 15。

河图、洛书本质上是中国古代"观天之道，执天之行"哲学在医学领域的终极实践，这种关联并非简单的符号对应，而是通过五行时空模型、数据逻辑框架与生命认知体系的深度交融，构建了中医理论的底层密码。

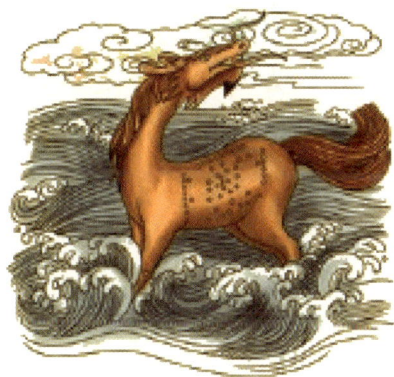

龙马负图

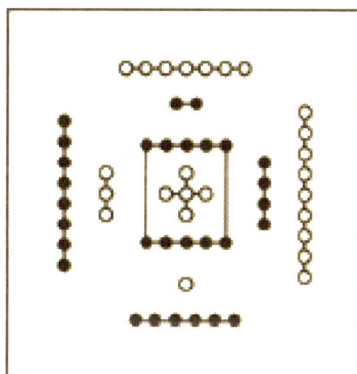

河图

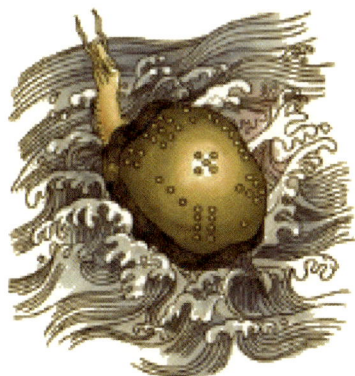

神龟负书

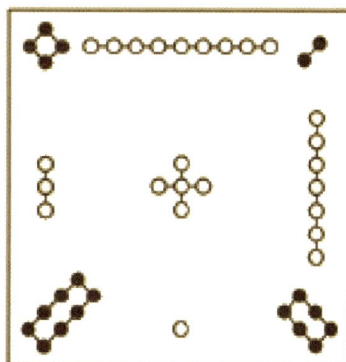

洛书

河图、洛书以一六水、二七火、三八木、四九金、五十土的数字排列,构建了天一生水、地六成之的宇宙生成模型,《辅行诀脏腑用药法要》将这一模型具体化为五味配伍系统。

河图以奇数为阳(天),偶数为阴(地),洛书以"戴九履一"的换方结构体现了阴阳平衡,河图、洛书的"四象方位"(东木、西金、南火、北水)直接影响了《辅行诀脏腑用药法要》的药物归经理论。

洛书的"九宫生克"模型(如木克土、土克水)等,被《辅行诀脏腑用药法要》转化为方剂配伍的底层逻辑。

我们就是通过河图的理论编写的《针灸辅行诀》。

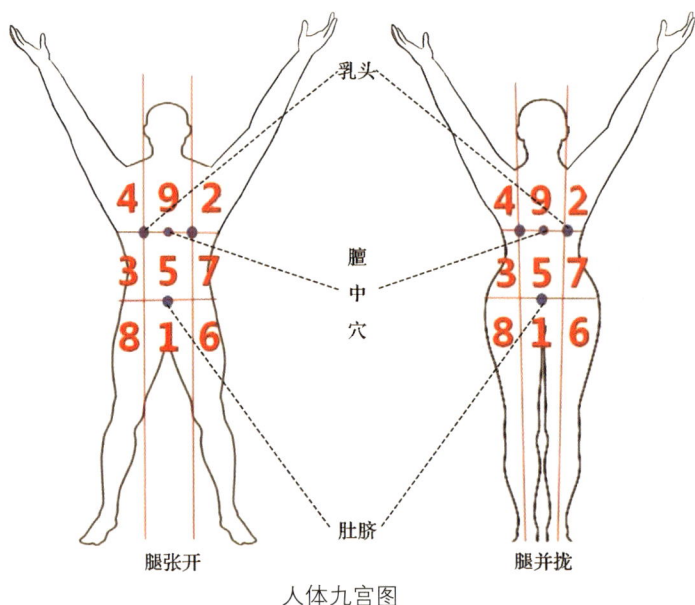

人体九宫图

另外,我们还依据洛书的"九宫生克"编出了"九宫辅行诀"。

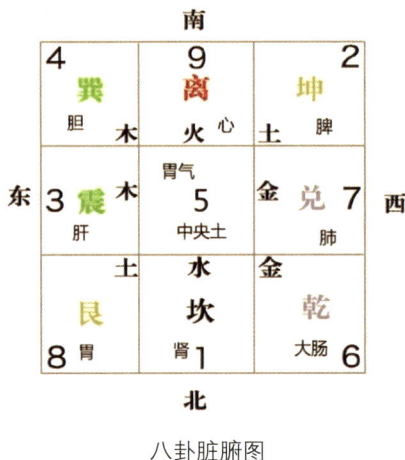

八卦脏腑图

（三）汤液经法图

太极图、时间版河图、洛书，三图合一即为汤液经法图。"汤液经法图"的核心就是阴阳五行体用化，体为阴、用为阳、化为中，实际就是五行的阴阳化，即在阴阳五行理论指导下，五味对五脏的体用有补泻作用，这种补泻作用是中医经方派组方用药的根本与基础。

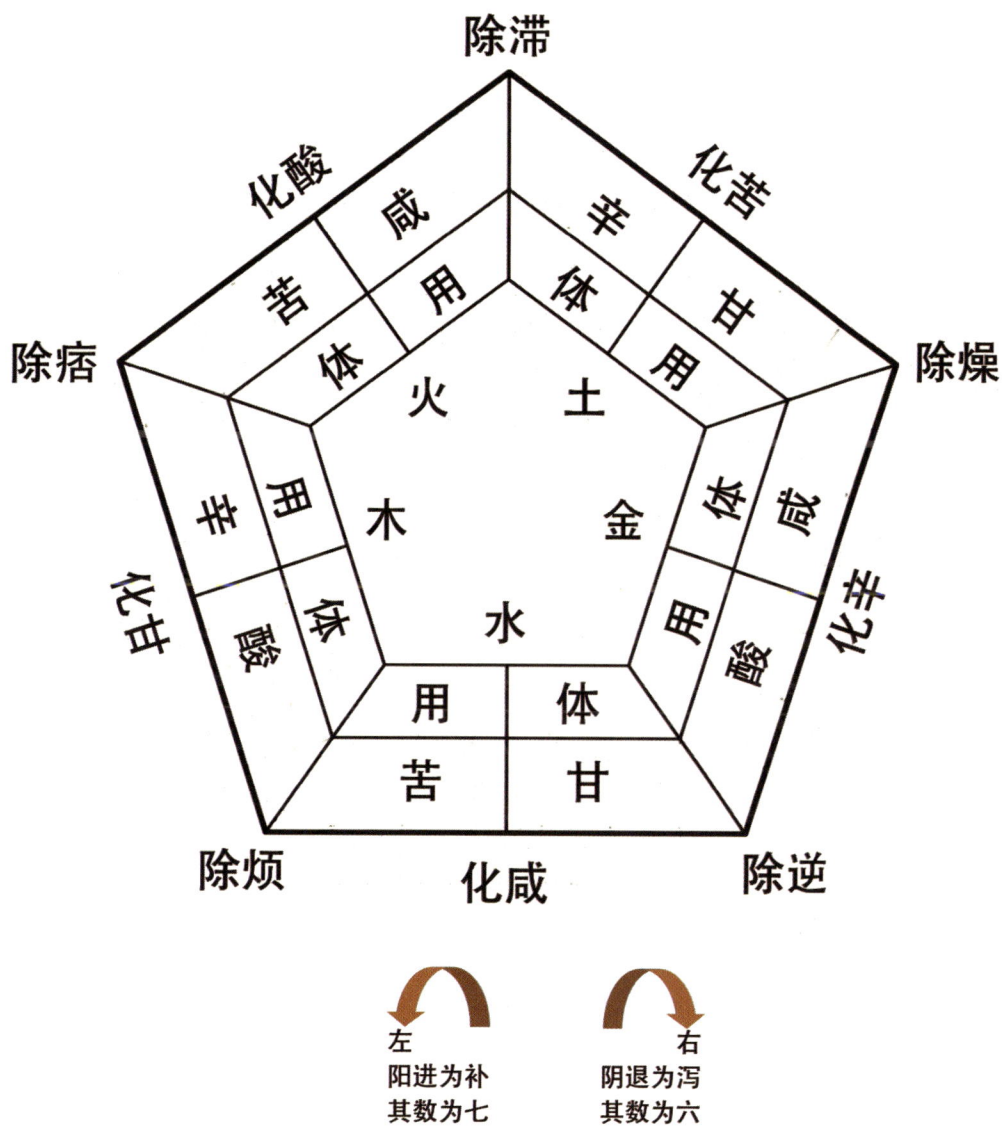

汤液经法图

（四）《辅行诀脏腑用药法要》二十五味药精经法图

在《辅行诀脏腑用药法要》中，陶弘景转引了"汤液经法图"，并将部分中药描述为"药精"，形成二十五味药精经法图。

二十五味药精经法图

（五）二十五味药精经法简图

将二十五味药精图简化一下，即为：

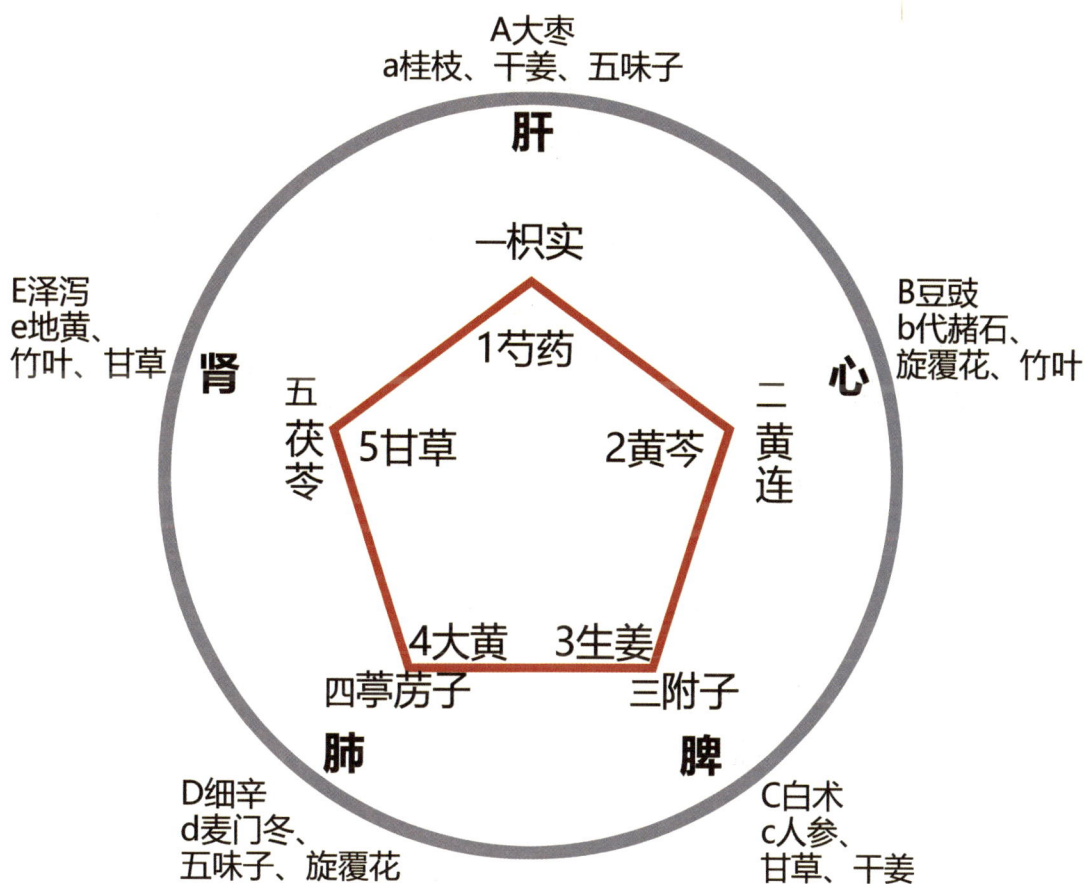

二十五味药精经法简图

（六）针灸辅行诀图

结合《辅行诀脏腑用药法要》的理论体系，本书作者总结在针灸实践中的治疗经验，创制了实用有效的现代"针灸辅行诀图"。

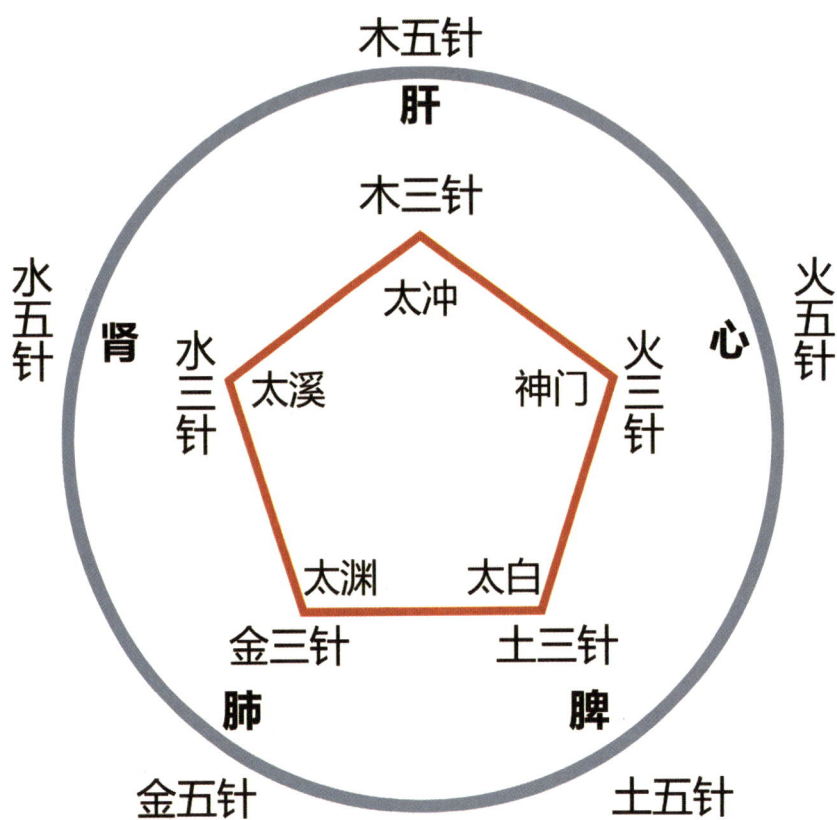

木五针
肝
木三针
太冲
水五针
火五针
肾
心
水三针
太溪
神门
火三针
太渊
太白
金三针
土三针
肺
脾
金五针
土五针

针灸辅行诀图

第二节 《辅行诀脏腑用药法要》与针灸临床

一、《辅行诀脏腑用药法要》针灸条文

辨肝脏病证

肝病者，必两胁下痛，痛引少腹。虚则目䀮䀮无所见，耳无所闻，心澹澹然如人将捕之。气逆则耳聋，颊肿。治之取厥阴、少阳血者。

邪在肝，则两胁中痛，寒中；恶血在内，则䯒善瘛，节时肿。取之行间以引胁下，补三里以温胃中，取耳间青脉以去其瘛。

辨心脏病证

心病者，必胸内痛，胁下支满，膺背肩胛间痛，两臂内痛。虚则胸腹胁下与腰相引而痛。取其经，手少阴、太阳及舌下血者。其变刺郄中血者。

邪在心，则病心中痛，善悲，时眩仆，视其有余不足而调之。

辨脾脏病证

脾病者，必腹满肠鸣，溏泻，食不化；虚则身重，苦饥，肉痛，足痿不收，䯒善瘛，脚下痛。

邪在脾，则肌肉痛。阳气不足则寒中，肠鸣，腹痛；阴气不足则善饥。皆调其三里。

辨肺脏病证

肺病者，必咳喘逆气，肩息背痛，汗出憎风；虚则胸中痛，少气，不能报息，耳聋，咽干。

邪在肺，则皮肤痛，发寒热，上气喘，汗出，咳动肩背。取之膺中外输，背第三椎傍，以手按之快然，乃刺之，取缺盆以越之。

辨肾脏病证

肾病者，必腹大胫肿，身重，嗜寝；虚则腰中痛，大腹小腹痛，尻阴股膝挛，髀䯒足皆痛。

邪在肾，则骨痛，阴痹。阴痹者，按之不得。腹胀腰痛，大便难，肩背项强痛，时眩仆。取之涌泉、昆仑，视有瘀血者尽取之。

二、《辅行诀脏腑用药法要》对现代针灸临床的启示

1. 重视脏腑辨证

其以脏腑辨证为基础，根据五脏的虚实来确定针灸治疗方案，提示现代临床应更注重从脏腑功能失调的角度去认识疾病、分析病机，将经络穴位与脏腑功能紧密联系，整体调理脏腑经络气血。

2. 丰富配穴思路

基于五行五藏理论形成的五脏五输穴配伍法则，为现代临床配穴提供了新思路。如依据五行相生相克关系，选择相关经络的五输穴组合，实现补母泻子、调和阴阳等作用，增强针灸治疗的针对性和有效性。

3. 拓展治疗手段

书中记载的针刺放血等方法，丰富了现代针灸临床的治疗手段。对于一些实证、热证及瘀血阻滞等病证，可适当选用放血疗法，以达到泻热解毒、活血化瘀等效果，提高临床疗效。

4. 强调个体化治疗

《辅行诀脏腑用药法要》在针灸治疗中充分考虑了人体的生理病理特点及个体差异。现代临床也应根据患者的年龄、性别、体质、病情等因素，制定个性化的针灸治疗方案，灵活运用针刺手法、穴位配伍及刺激强度等，以提高治疗效果。

5. 注重针药结合

《辅行诀脏腑用药法要》体现了针灸与药物配合治疗的思想。现代临床可借鉴此思路，根据病情需要，将针灸与中药、西药等其他治疗方法有机结合，发挥协同作用，提高综合治疗水平，为疑难病症的治疗提供更多选择。

三、《辅行诀脏腑用药法要》五味体用化与
《针灸辅行诀》穴位体用化

1. 体、用、化的含义

体：指的是根本的、内在的、本质的物质基础，是形质方面的存在，为阴。如肝之体包括所藏之血、所主之筋、所舍之魂等；脾之体为肌肉、四肢等。这些物质基础是脏腑功能活动的依托和支撑。

用：是"体"的外在表现、表象，是从生的、第二性的功能表现，为阳。如肝之所欲为"散"，即肝的疏散、条达、宣畅作用就是肝之"用"；脾德在缓，其"缓"的作用就是脾的"用"，包括运化水谷精微、统摄血液等功能。

化：主要基于五行理论和五脏的体用关系，是五脏体用交互产生的子代，如肝木的化味为甘，是肝木在发挥功能过程中产生的一种变化和化生的枢纽，与五味、五脏功能的相互转化及调节密切相关，是一种对脏腑功能和药物作用原理的理论阐释。

五味与化味：在五味的相互作用中，存在"化"的现象。如酸辛化甘、苦咸化酸、辛甘化苦、咸酸化辛、甘苦化咸。化味的产生使五味之间的关系更加复杂和灵活，也体现了体用之间的相互转化和协同作用。

2. 体用的关系

体决定用：体的状态决定着用的情况，对用有制约、调节作用。如肝血充足，则肝的疏泄功能正常，若肝血不足，可能导致肝的疏泄失常，出现肝郁等情况。

用影响体：脏之用的情况也影响着体的状态，对体有调节和制约的作用。如肝的疏泄功能失常，长期肝郁气滞，可能会进一步影响肝血的运行和生成，导致肝血不足等病理变化。

3. 《针灸辅行诀》穴位体、用、化

（1）物质基础：穴位位于人体经络上，是气血输注出入的特殊部位，有其特定的解剖位置和组织结构。如内关穴位于前臂前区，腕掌侧远端横纹上2寸，掌长肌腱与桡侧腕屈肌腱之间，其周围分布着神经、血管、肌肉等组织，这些组织结构是穴位发挥作用的物质基础。

（2）《针灸辅行诀》穴位之用

诊断作用： 穴位可反映人体内部的疾病状态，如通过按压或触摸穴位，发现穴位处有压痛、结节、条索状反应物等异常变化，可辅助诊断疾病。如肺俞穴出现压痛或反应物，可能提示肺部有病变；胆囊穴出现疼痛，可能与胆囊疾病有关。

治疗作用： 穴位具有疏通经络、调和气血、扶正祛邪等功能，可通过针刺、艾灸、按摩、拔罐等方法刺激穴位来治疗疾病。如头痛可选取风池、百会、太阳等穴位，通过针刺或按摩这些穴位，可起到疏风止痛的作用；胃痛可选取中脘、足三里、内关等穴位，以和胃止痛。

保健作用： 经常刺激特定穴位可起到养生保健、预防疾病的作用。如艾灸关元穴可培元固本、温阳补虚，增强人体免疫力；按摩涌泉穴可滋阴降火、宁心安神，有一定的保健和预防疾病的功效。

（3）《针灸辅行诀》穴位之化

并非一个专门统一的概念，通常指穴位对人体气血、脏腑功能等所产生的调节、转化和促进作用，如一些穴位可化生气血、化痰祛湿、化瘀通络等，是从穴位的治疗功效角度来说明其对人体生理病理状态的影响。

3. 《辅行诀脏腑用药法要》五味体用和《针灸辅行诀》穴位体用的区别

《辅行诀脏腑用药法要》五味体用： 基于五行五味学说和道家思想，以五行的相生相克及五味的变化为基础，如木用为辛为补，木体为酸为泻。通过对药物和五脏属性进行"体""用"划分，来阐释药物作用和五脏功能及其相互关系。

《针灸辅行诀》穴位体用： 以中医经络学说和气血理论为基础，穴位是经络气血输注出入的特殊部位，其"体"是穴位本身的物质基础和固有属性，"用"是在生理、病理及治疗中发挥的功能作用。

两者对"体"和"用"的解释有相同也有不同，但《针灸辅行诀》中以"用"为中心来进行辨证治疗。

第二章

针灸辅行诀

总论

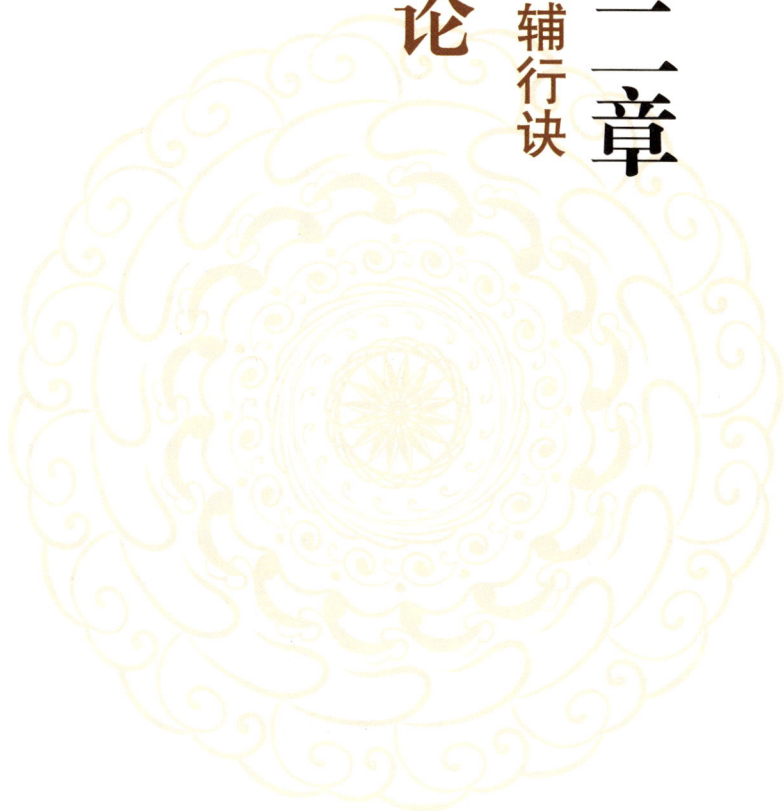

井、荥、输、经、合，此五输穴。

"输"穴多位于掌指或跖趾关节之后，喻作水流由小而大，由浅注深，是经气渐盛、由此注彼的部位，即"所注为输"。

第一节 《针灸辅行诀》五行针和五门针总图

一、五行针总图

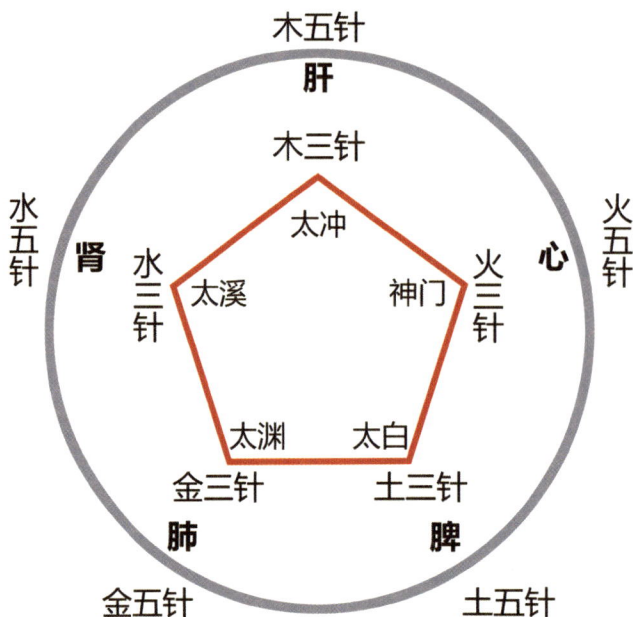

木五针
肝
木三针
太冲
水五针
肾
水三针
太溪
神门
火三针
心
火五针
太渊
太白
金三针
土三针
肺
脾
金五针
土五针

木三针：大腿内侧中线中点为木 1，中点上两寸为木 2，中点下两寸为木 3。

火三针：髌骨上沿到大腿根部正中线中点为火 1，上两寸为火 2，下两寸为火 3。

土三针：大腿旁线，髌骨外侧缘到大腿根部中点为土 1，上两寸为土 2，下两寸为土 3。

金三针：小腿中线外犊鼻到解溪穴的中点为金 1，上三寸为金 2，下三寸为金 3。

水三针：内脚踝到膝盖的内高骨连线中点贴骨为水 1，上三寸贴骨为水 2，下三寸贴骨为水 3。

木五针：木 1 木 2 中点为木 4，木 1 木 3 中点为木 5。

火五针：火 1 火 2 中点为火 4，火 1 火 3 中点为火 5。

土五针：土 1 土 2 中点为土 4，土 1 土 3 中点为土 5。

金五针：金 1 金 2 中点为金 4，金 1 金 3 中点为金 5。

水五针：水 1 水 2 中点为水 4，水 1 水 3 中点为水 5。

木七针：木 2 上一寸为木 6，木 5 下一寸为木 7。

火七针：火 2 上一寸为火 6，火 5 下一寸为火 7。

土七针：土 2 上一寸为土 6，土 5 下一寸为土 7。

金七针：金 2 上一寸为金 6，金 5 下一寸为金 7。

水七针：水 2 上一寸为水 6，水 5 下一寸为水 7。

二、五门针总图

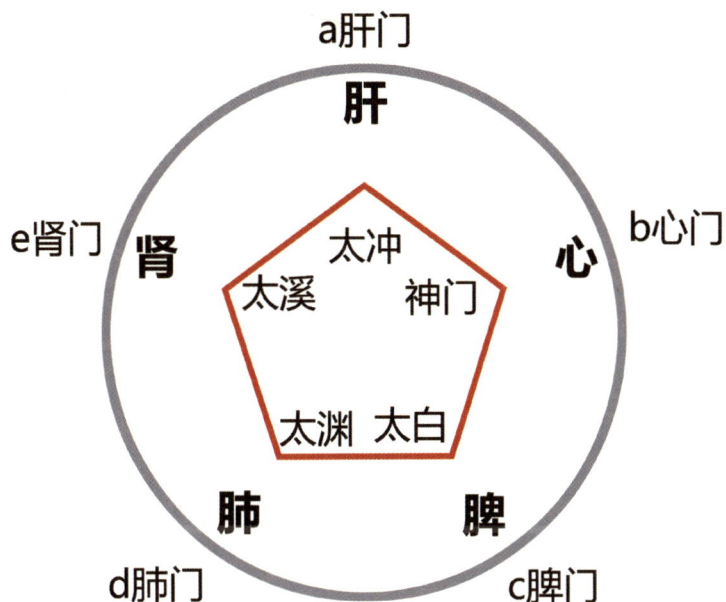

肝门：
手平伸、掌心向上，手前臂尺侧缘中点为肝门1，肝门1上2寸为肝门2，肝门1下2寸为肝门3，针刺1～1.5寸。

心门：
手平伸、掌心向上，手臂内侧中线中点为心门1，心门1上2寸为心门2，心门1下2寸为心门3，针刺1～1.5寸。

脾门：
手臂握拳侧放，桡侧在上，腕横纹与肘横纹中点，斜刺为脾门1，脾门1上2寸为脾门2，脾门1下2寸为脾门3，针刺1～1.5寸。

肺门：
手平伸、掌心向上，手前臂桡骨内侧中点为肺门1，肺门1上2寸为肺门2，肺门1下2寸为肺门3，针刺1～1.5寸。

肾门：
手平伸、掌心向上，手掌部外侧赤白肉际处，后溪穴上0.5寸，贴骨进针为肾门1，肾门1上0.5寸为肾门2，肾门1下0.5寸为肾门3，针刺0.5～1寸。

第二节 五个原穴的取穴位置

太冲穴：足背，第一、二跖骨结合部之前凹陷中。

神门穴：腕横纹尺侧端，尺侧腕屈肌腱的桡侧凹陷中。

太白穴：足大趾第一跖趾关节后下方，赤白肉际凹陷处。

太渊穴：掌后腕横纹桡侧端，桡动脉桡侧凹陷中。

太溪穴：内踝尖与跟腱之间凹陷处。

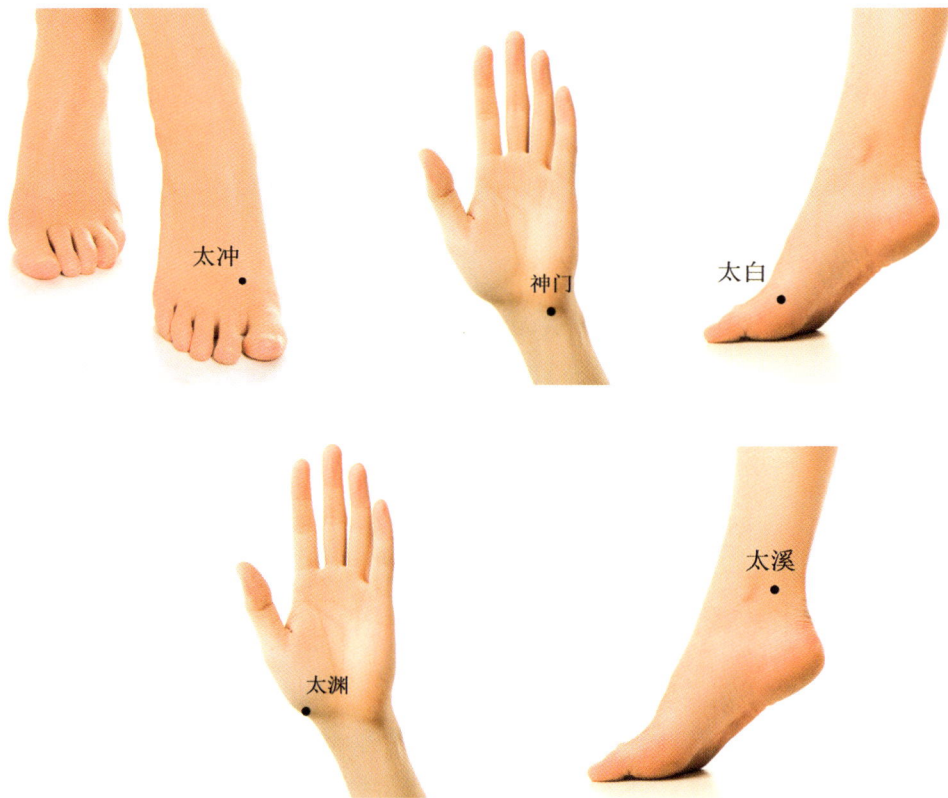

五个原穴的取穴位置

第三节　五行针取穴方法

1. 木针取穴方法

> **木三针：**大腿内侧中线中点为 木 1，中点上两寸为 木 2，中点下两寸为 木 3。
>
> **木五针：**木 1、木 2 中点为 木 4，木 1、木 3 中点为木 5。
>
> **木七针：**木 2 上一寸为 木 6，木 5 下一寸为 木 7。

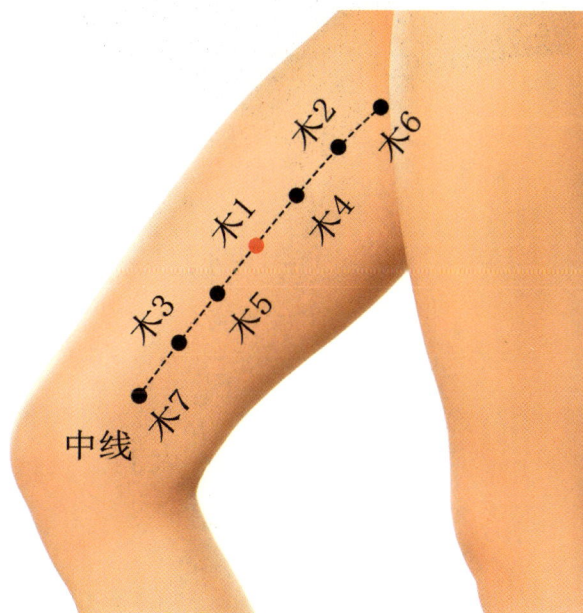

木针取穴

2. 火针取穴方法

●**火三针**：

髌骨上沿到大腿根部正中线中点为火 1，上两寸为火 2，下两寸为火 3。

●**火五针**：

火 1、火 2 中点为火 4，火 1、火 3 中点为火 5。

●**火七针**：

火 2 上一寸为火 6，火 5 下一寸为火 7。

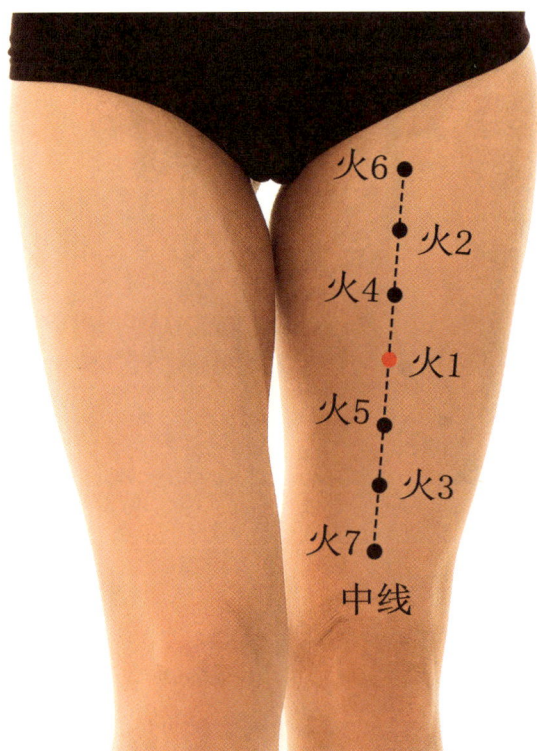

火针取穴

3. 土针取穴方法

●土三针：

大腿旁线，髌骨外侧缘到大腿根部中点为土1，上两寸为土2，下两寸为土3。

●土五针：

土1、土2中点为土4，土1、土3中点为土5。

●土七针：

土2上一寸为土6，土5下一寸为土7。

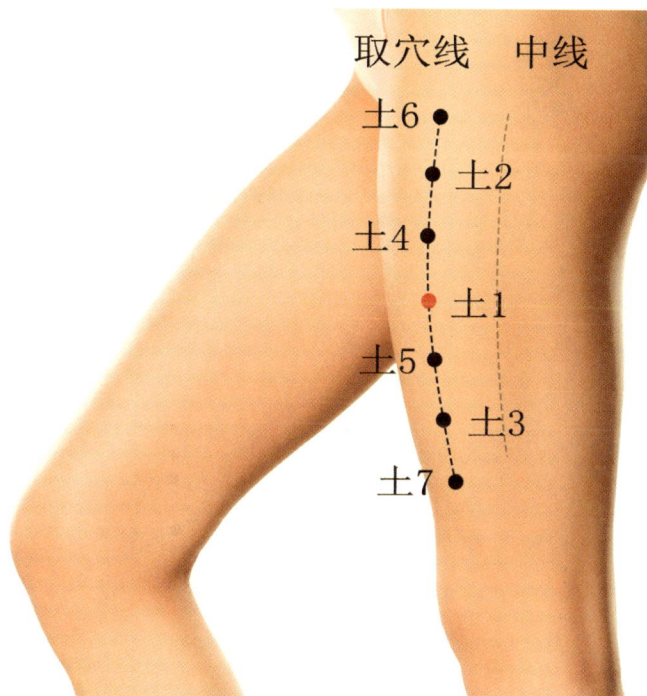

取穴线　中线

土6
土2
土4
土1
土5
土3
土7

土针取穴

4. 金针取穴方法

●金三针：

小腿中线外犊鼻到解溪穴的中点为金1，上三寸为金2，下三寸为金3。

●金五针：

金1、金2中点为金4，金1、金3中点为金5。

●金七针：

金2上一寸为金6，金5下一寸为金7。

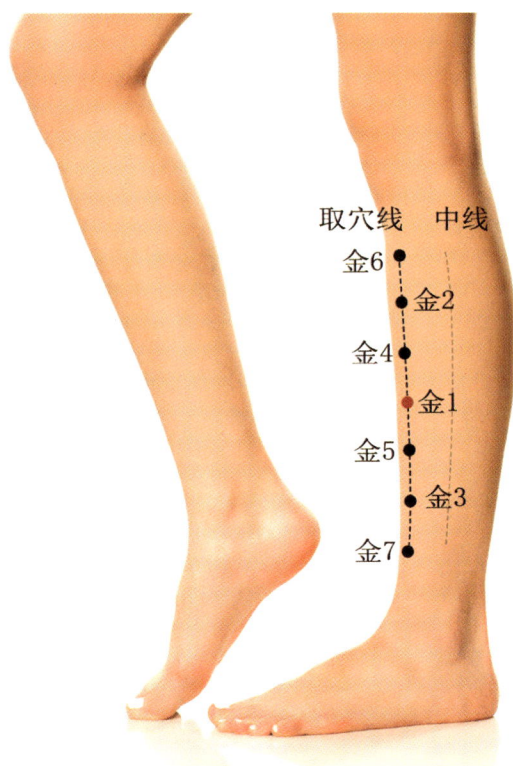

金针取穴

5. 水针取穴方法

●水三针：

内脚踝到膝盖的内高骨连线中点贴骨为水 1，上三寸贴骨为水 2，下三寸
贴骨为水 3。

●水五针：

水 1、水 2 中点为水 4，水 1、水 3 中点为水 5。

●水七针：

水 2 上一寸为水 6，水 5 下一寸为水 7。

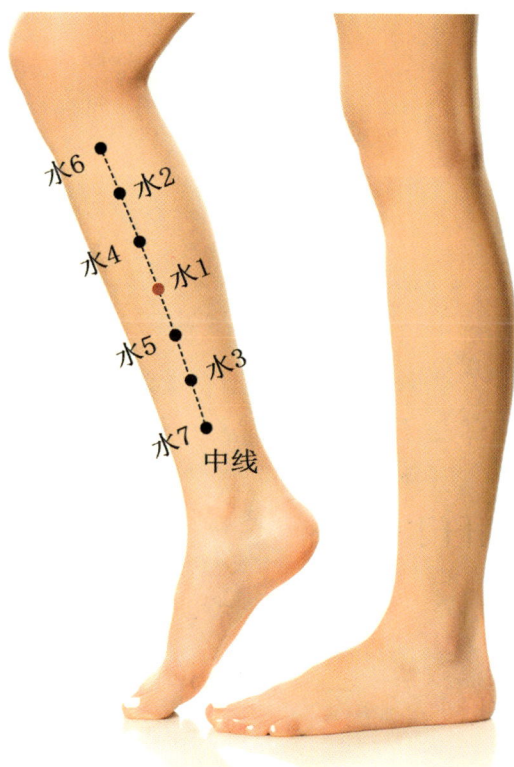

水针取穴

第四节　五门针取穴方法

1. 肝门取穴方法

● 肝门 1：

手平伸、掌心向上，手前臂尺侧缘中点为肝门 1。

● 肝门 2：

肝门 1 上 2 寸为肝门 2。

● 肝门 3：

肝门 1 下 2 寸为肝门 3。

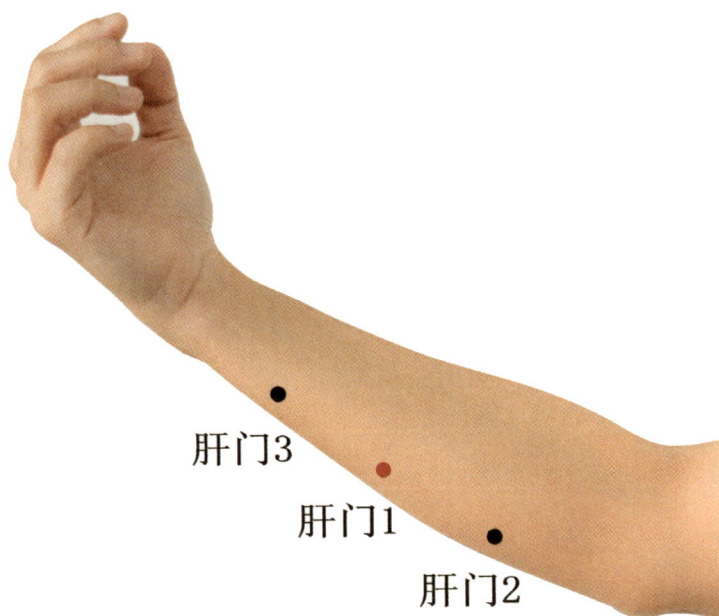

肝门取穴

2. 心门取穴方法

●心门 1：

手平伸、掌心向上，手臂内侧中线中点为心门 1。

●心门 2：

心门 1 上 2 寸为心门 2。

●心门 3：

心门 1 下 2 寸为心门 3。

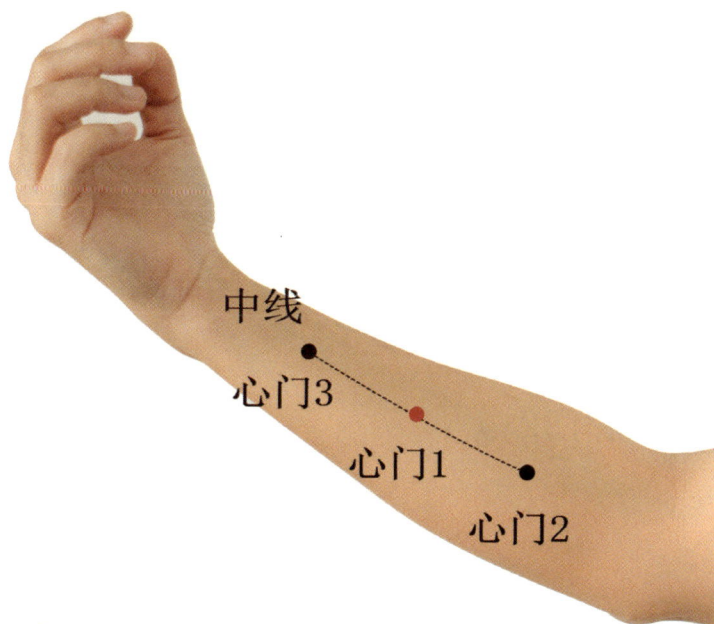

心门取穴

3. 脾门取穴方法

●脾门1:
手臂握拳侧放,桡侧在上,腕横纹与肘横纹中点,斜刺为脾门1。
●脾门2:
脾门1上2寸为脾门2。
●脾门3:
脾门1下2寸为脾门3。

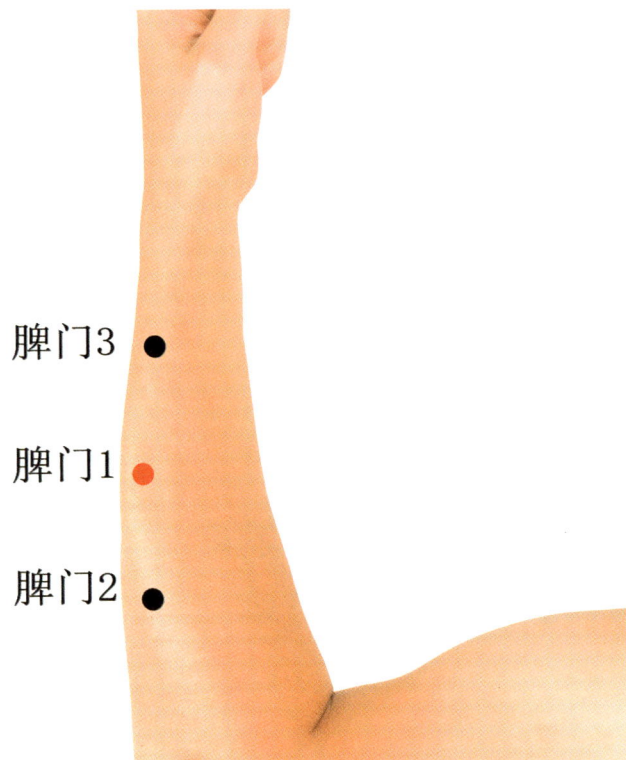

脾门3

脾门1

脾门2

脾门取穴

4. 肺门取穴方法

● 肺门 1：

手平伸、掌心向上，手前臂桡骨内侧中点为肺门 1。

● 肺门 2：

肺门 1 上 2 寸为肺门 2。

● 肺门 3：

肺门 1 下 2 寸为肺门 3。

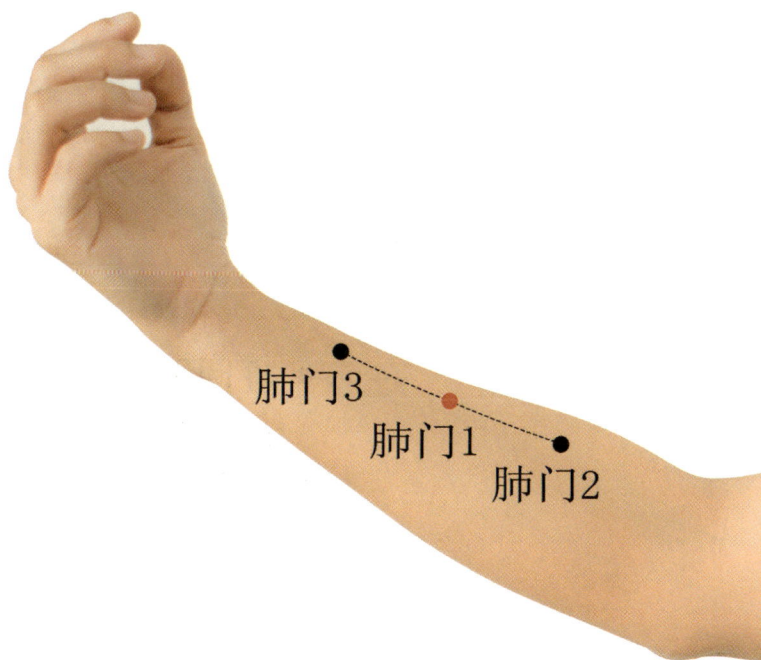

肺门取穴

5. 肾门取穴方法

●肾门 1：
手平伸、掌心向上，手掌部外侧赤白肉际处，后溪穴上 0.5 寸，贴骨进针
为肾门 1。
●肾门 2：
肾门 1 上 0.5 寸为肾门 2。
●肾门 3：
肾门 1 下 0.5 寸为肾门 3。

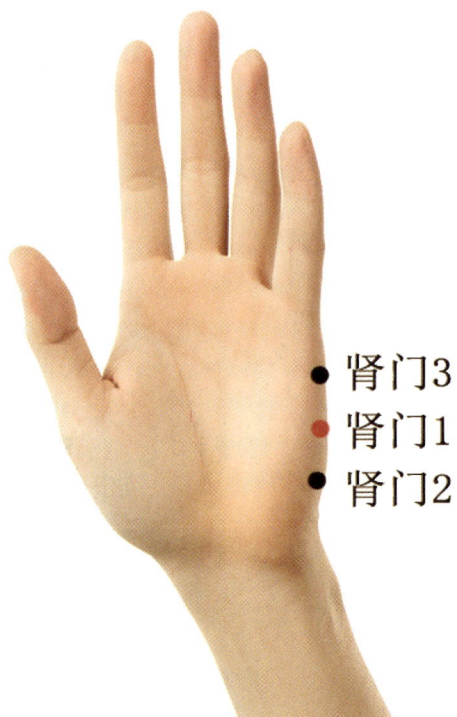

肾门取穴

第三章 针刺泻法

针灸辅行诀

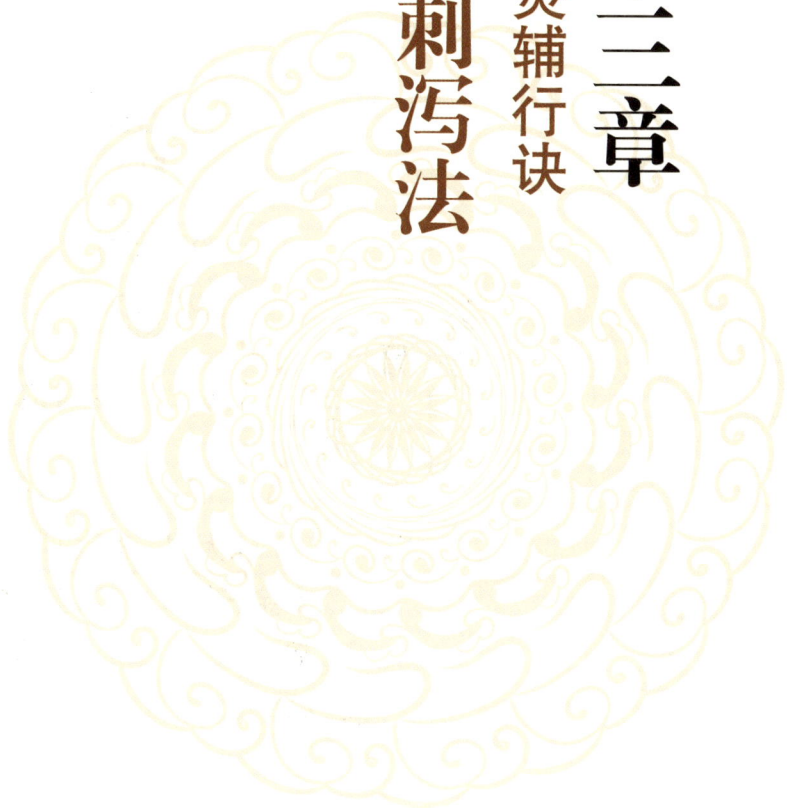

"百病之生，皆有虚实，而补泻行焉。"

针者，"一曰治神，二曰知养身，
三曰知毒药为真，四曰制针石小大，
五曰知腑脏血气之诊。"

第一节 《针灸辅行诀》针刺泻法总要

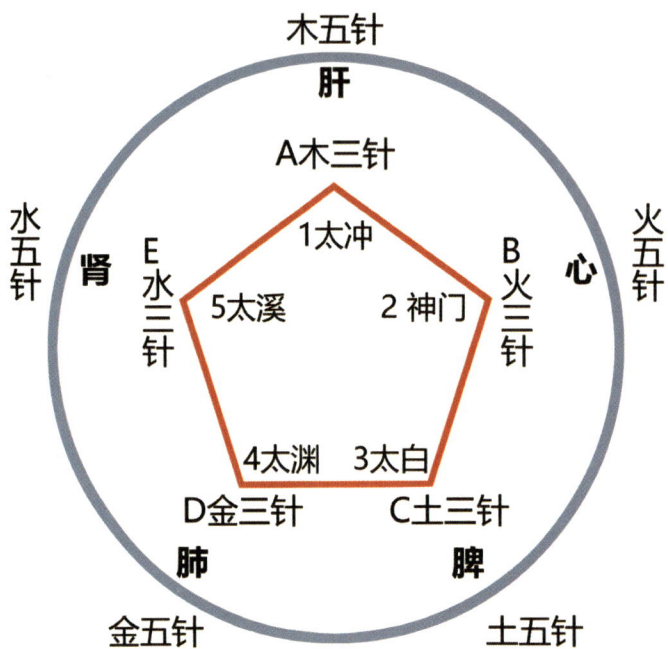

木五针
肝
A木三针
1太冲
水五针 火五针
肾 E水三针 5太溪 2 神门 B火三针 **心**
4太渊 3太白
D金三针 C土三针
肺 **脾**
金五针 土五针

泻法总要图示

小泻肝：A + 1 + 3

小泻心：B + 2 + 4

小泻脾：C + 3 + 5

小泻肺：D + 4 + 1

小泻肾：E + 5 + 2

大泻肝：A + 1 + 2 + 3 + 4 + 5

大泻心：B + 1 + 2 + 3 + 4 + 5

大泻脾：C + 1 + 2 + 3 + 4 + 5

大泻肺：D + 1 + 2 + 3 + 4 + 5

大泻肾：E + 1 + 2 + 3 + 4 + 5

第二节　《针灸辅行诀》针刺小泻法

（一）小泻肝针刺法

1. 【主治】治肝实，两胁下痛，痛引少腹迫急，时干呕者。
2. 【针方】木三针 + 太冲 + 太白（A + 1 + 3）。
3. 【适应证】
- 肝胆实火证：头痛目赤，胁痛口苦，烦躁易怒。
- 肝胆湿热证：黄疸，带下异常，阴囊湿疹或睾丸肿痛。
4. 【针刺法】木三针直刺 1 ～ 1.5 寸，太冲、太白直刺 0.5 ～ 1 寸，轻症单侧取穴，重症双侧取穴。

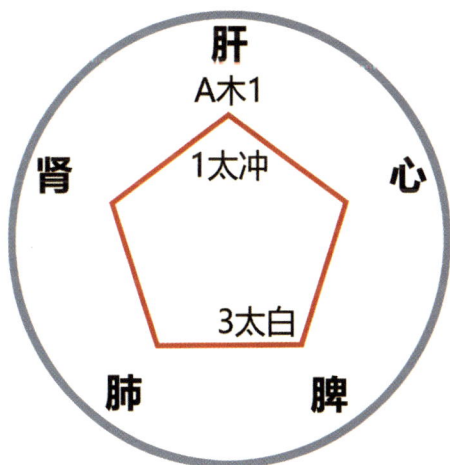

《针灸辅行诀》小泻肝针刺法图示

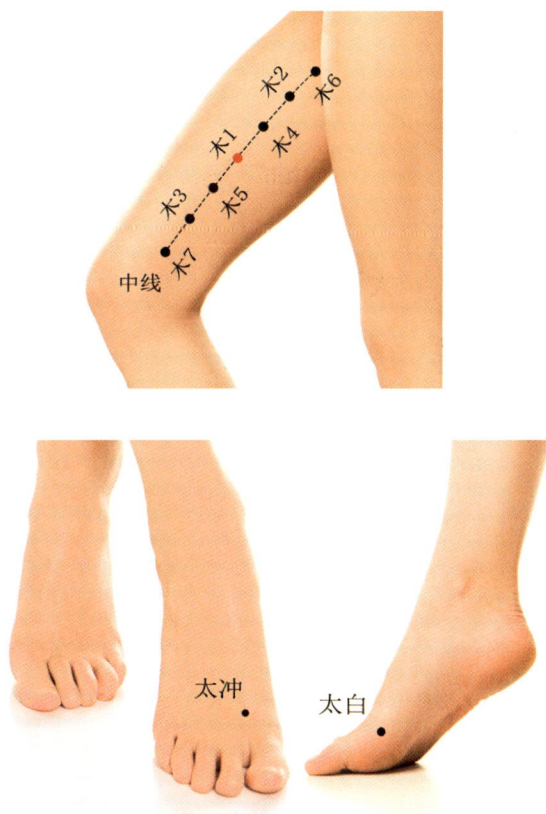

（二）小泻心针刺法

1. 【主治】治心气不足，吐血衄血，心中跳动不安者。
2. 【针方】火三针 + 神门 + 太渊（B + 2 + 4）。
3. 【适应证】
- 邪热内陷心下：心下痞满。
- 胃肠热结：大便干结，恶心呕吐。
- 火热扰心：心烦不安，多梦易醒。
4. 【针刺法】火三针直刺 1 ～ 1.5 寸，神门、太渊直刺 0.5 ～ 1 寸，轻症单侧取穴，重症双侧取穴。

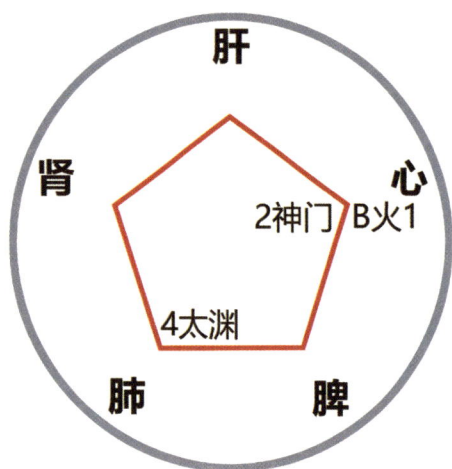

《针灸辅行诀》小泻心针刺法图示

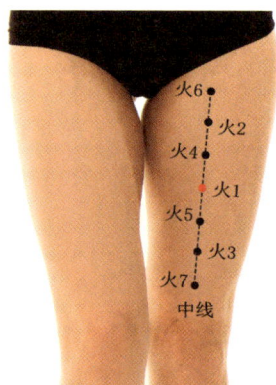

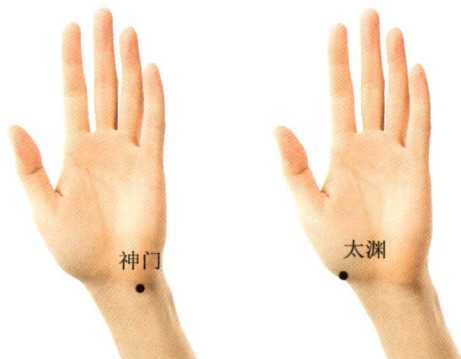

（三）小泻脾针刺法

1. 【**主治**】治脾气实，下利清谷，里寒外热，腹冷，脉微者。

2. 【**针方**】土三针＋太白＋太溪（C＋3＋5）。

3. 【**适应证**】

• 脾胃气滞：腹胀腹痛，嗳气矢气。

• 湿邪困脾：食欲不振，肢体困重，大便稀溏。

• 肝脾不调：胸胁胀满，腹痛欲泻。

4. 【**针刺法**】土三针直刺 1 ～ 1.5 寸，太白、太溪直刺 0.5 ～ 1 寸，轻症单侧取穴，重症双侧取穴。

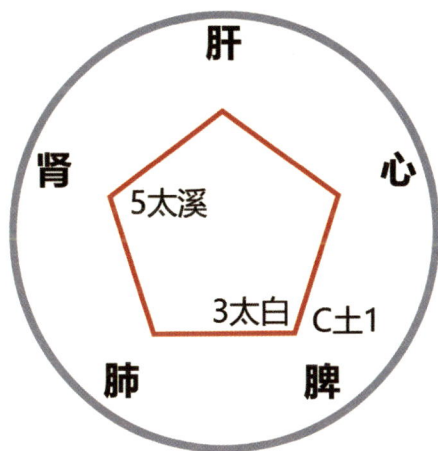

《针灸辅行诀》小泻脾针刺法图示

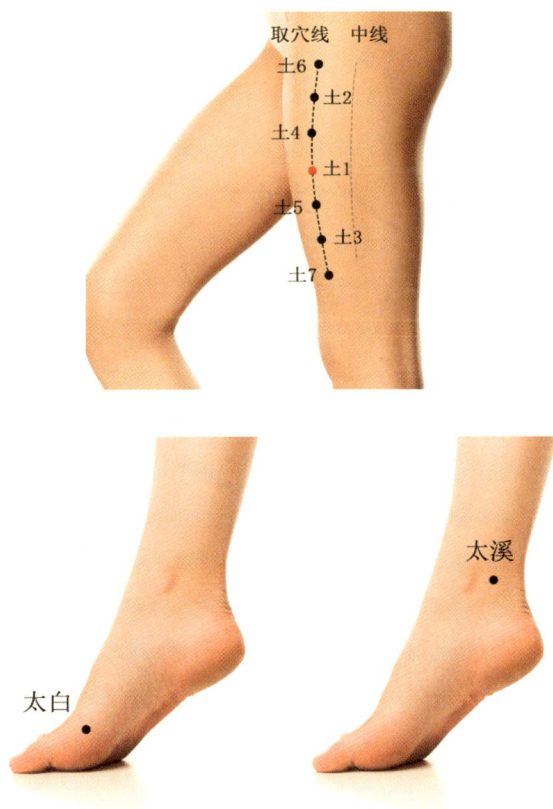

（四）小泻肺针刺法

1. 【**主治**】治咳喘上气，胸中迫满，不可卧者。
2. 【**针方**】金三针 + 太渊 + 太冲（D + 4 + 1）。
3. 【**适应证**】
- 肺气壅滞：咳嗽气喘，胸满憋气。
- 痰热蕴肺：咳痰黄稠，发热口渴。
- 风热犯肺：咽喉肿痛，鼻塞流涕。
4. 【**针刺法**】金三针直刺 1～1.5 寸，太渊、太冲直刺 0.5～1 寸，轻症单侧取穴，重症双侧取穴。

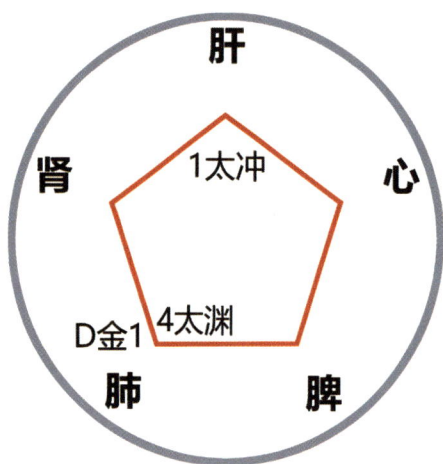

《针灸辅行诀》小泻肺针刺法图示

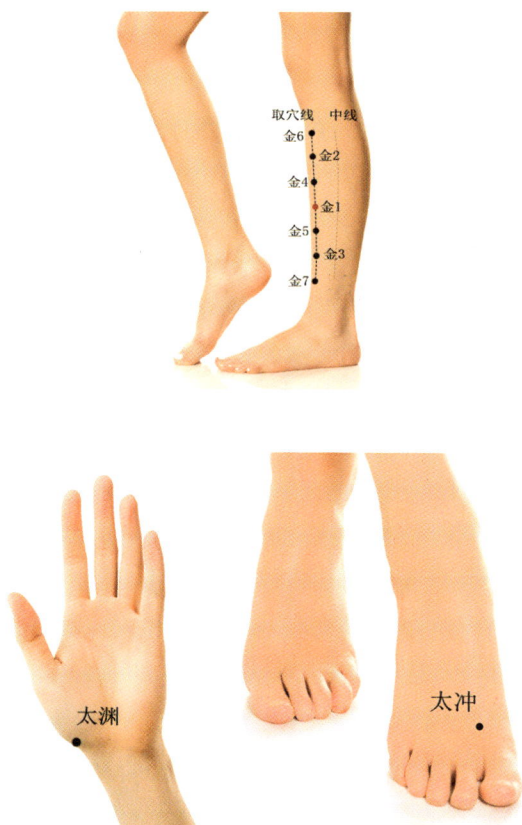

（五）小泻肾针刺法

1. 【主治】治小便赤少，少腹满，时足胫肿者。
2. 【针方】水三针 + 太溪 + 神门（E + 5 + 2）。
3. 【适应证】

• 肾水泛滥：水肿，小便不利。
• 下焦湿热：尿频尿急尿痛，阴囊潮湿，带下异常。
• 肾实腰痛：腰部胀痛，活动受限。

4. 【针刺法】水三针直刺 1～1.5 寸，太溪、神门直刺 0.5～1 寸，轻症单侧取穴，重症双侧取穴。

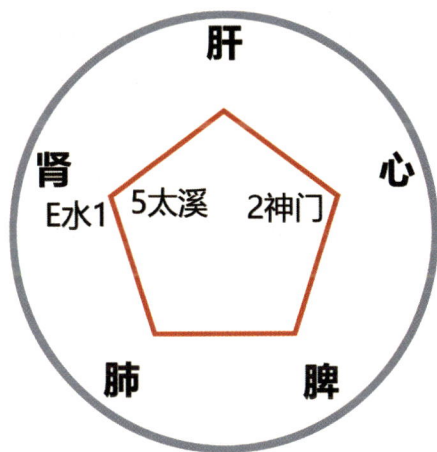

《针灸辅行诀》小泻肾针刺法图示

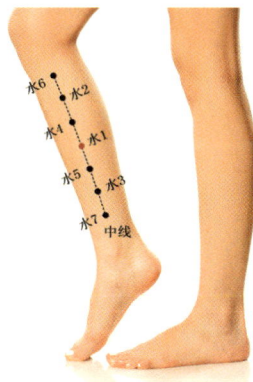

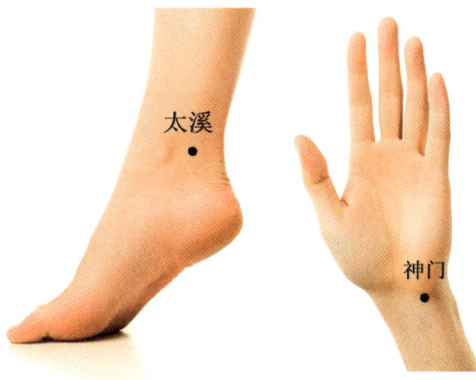

第三节 《针灸辅行诀》针刺大泻法

（一）大泻肝针刺法

1. 【主治】治头痛目赤，多恚怒，胁下支满而痛，痛连少腹迫急无奈者。

2. 【针方】木三针 + 太冲 + 神门 + 太白 + 太渊 + 太溪（A + 1 + 2 + 3 + 4 + 5）。

3. 【适应证】

- 肝胆实火炽盛：剧烈头痛目赤，狂躁谵语。
- 肝胆湿热蕴结：黄疸重症，淋浊带下，阴部肿痛。
- 气血瘀滞兼热：胁腹剧痛，症瘕积聚。

4. 【针刺法】木三针直刺 1～1.5 寸，太冲、神门、太白、太渊、太溪直刺 0.5～1 寸，轻症单侧取穴，重症双侧取穴。

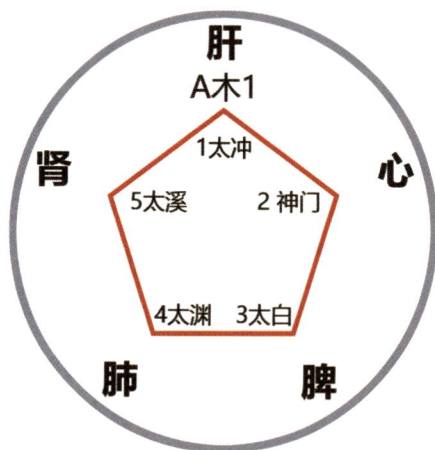

《针灸辅行诀》大泻肝针刺法图示

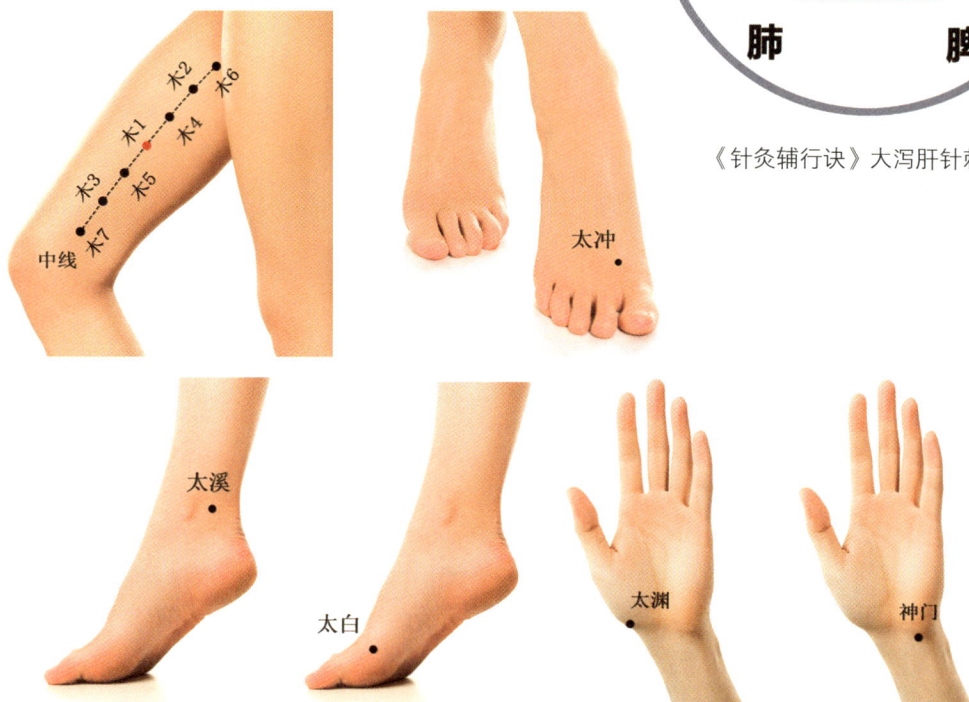

（二）大泻心针刺法

1. 【主治】治心中怔忡不安，胸膺痞满，口中苦，舌上生疮，面赤如新妆，或吐血、衄血、下血者。

2. 【针方】火三针 + 太冲 + 神门 + 太白 + 太渊 + 太溪（B + 1 + 2 + 3 + 4 + 5）。

3. 【适应证】

· 邪热内陷：心中痞满，呕吐下利。

· 痰热互结：胸脘烦闷，舌苔黄腻，脉象滑数。

· 火热扰心：心烦失眠，狂躁谵语。

4. 【针刺法】火三针直刺 1～1.5 寸，太冲、神门、太白、太渊、太溪直刺 0.5～1 寸，轻症单侧取穴，重症双侧取穴。

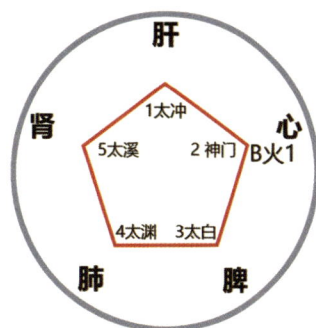

《针灸辅行诀》大泻心针刺法图示

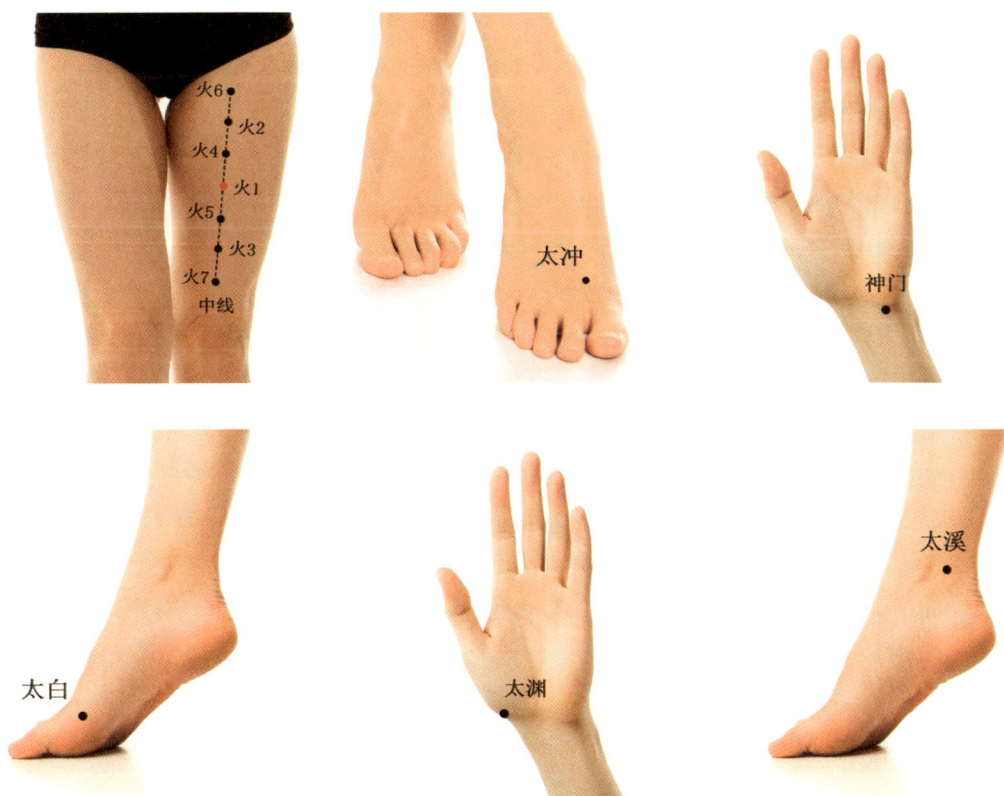

穴位图示

（三）大泻脾针刺法

1. **【主治】**治腹中胀满，干呕，不能食，欲利不得，或下利不止者。

2. **【针方】**土三针 + 太冲 + 神门 + 太白 + 太渊 + 太溪（C + 1 + 2 + 3 + 4 + 5）。

3. **【适应证】**

• 脾胃实热：脘腹胀满拒按，大便秘结，口臭口苦。

• 湿热蕴脾：身目发黄，恶心呕吐，肢体困重。

• 肝脾不和兼实证：胸胁胀痛，下利腹痛，急躁易怒。

4. **【针刺法】**土三针直刺 1 ~ 1.5 寸，太冲、神门、太白、太渊、太溪直刺 0.5 ~ 1 寸，轻症单侧取穴，重症双侧取穴。

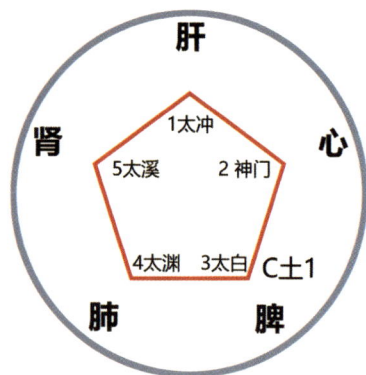

《针灸辅行诀》大泻脾针刺法图示

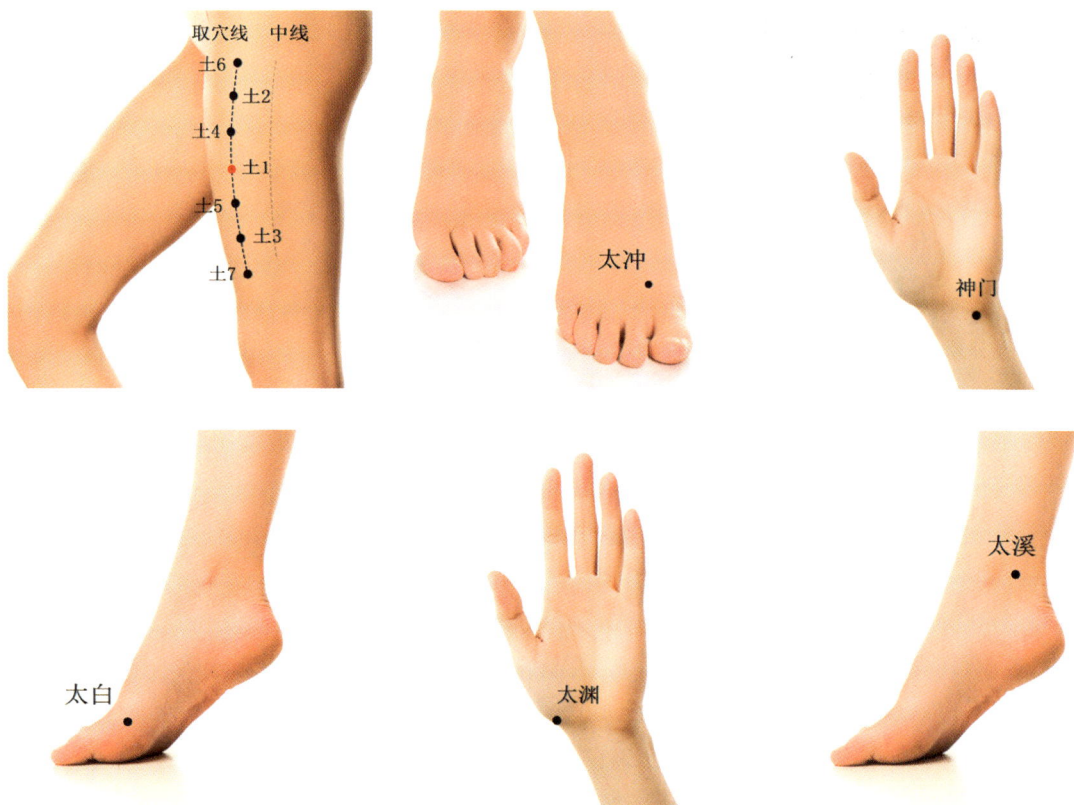

穴位图示

（四）大泻肺针刺法

1. 【主治】治胸中有痰涎，喘不得卧，大小便闭，身面肿，迫满，欲得气利者。

2. 【针方】金三针＋太冲＋神门＋太白＋太渊＋太溪（D＋1＋2＋3＋4＋5）。

3. 【适应证】

• 痰热壅肺重症：喘咳剧烈，咳痰黄稠量多，胸膈满闷疼痛。

• 热毒蕴肺：高热不退，胸痛拒按，咳吐脓血。

• 肺气郁闭兼腑实：喘促便秘，腹部胀满，烦躁谵语。

4. 【针刺法】金三针直刺1～1.5寸，太冲、神门、太白、太渊、太溪直刺0.5～1寸，轻症单侧取穴，重症双侧取穴。

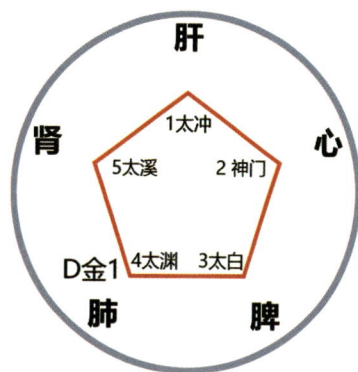

《针灸辅行诀》大泻肺针刺法图示

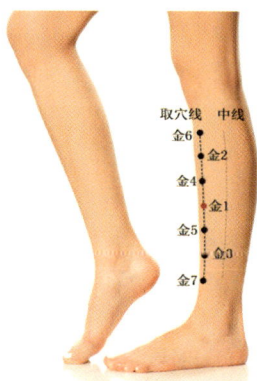

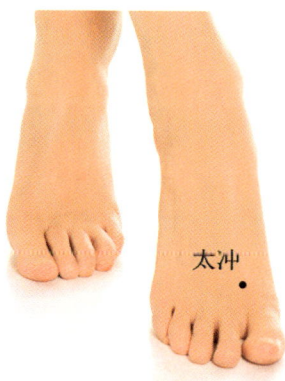

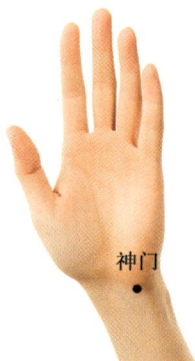

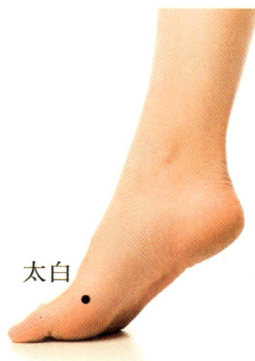

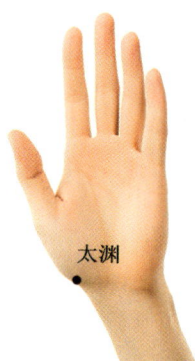

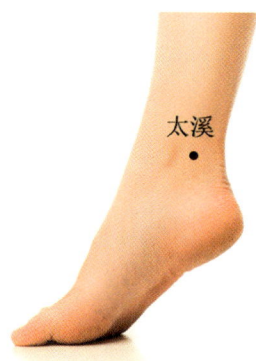

（五）大泻肾针刺法

1. 【主治】治小便赤少，时溺血，少腹迫满而痛，腰如折，耳鸣者。

2. 【针方】水三针＋太冲＋神门＋太白＋太渊＋太溪（E＋1＋2＋3＋4＋5）。

3. 【适应证】

- 下焦热盛兼血瘀：淋症，阴囊潮湿。
- 肾经寒湿痹阻：小便不利，排尿困难。
- 肾虚阳亢耳鸣：烦躁耳鸣。

4. 【针刺法】水三针直刺 1 ~ 1.5 寸，太冲、神门、太白、太渊、太溪直刺 0.5 ~ 1 寸，轻症单侧取穴，重症双侧取穴。

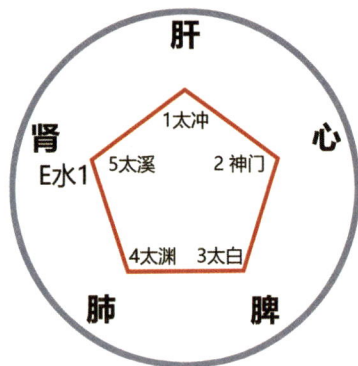

《针灸辅行诀》大泻肾针刺法图示

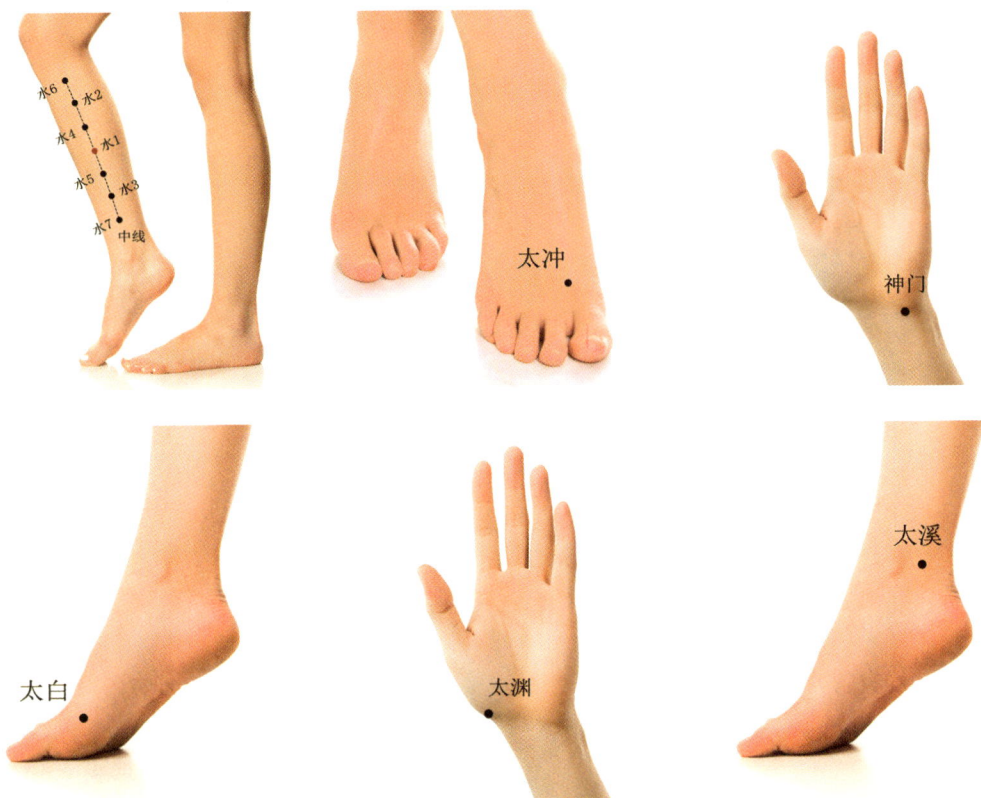

第四章

针灸辅行诀

针刺补法

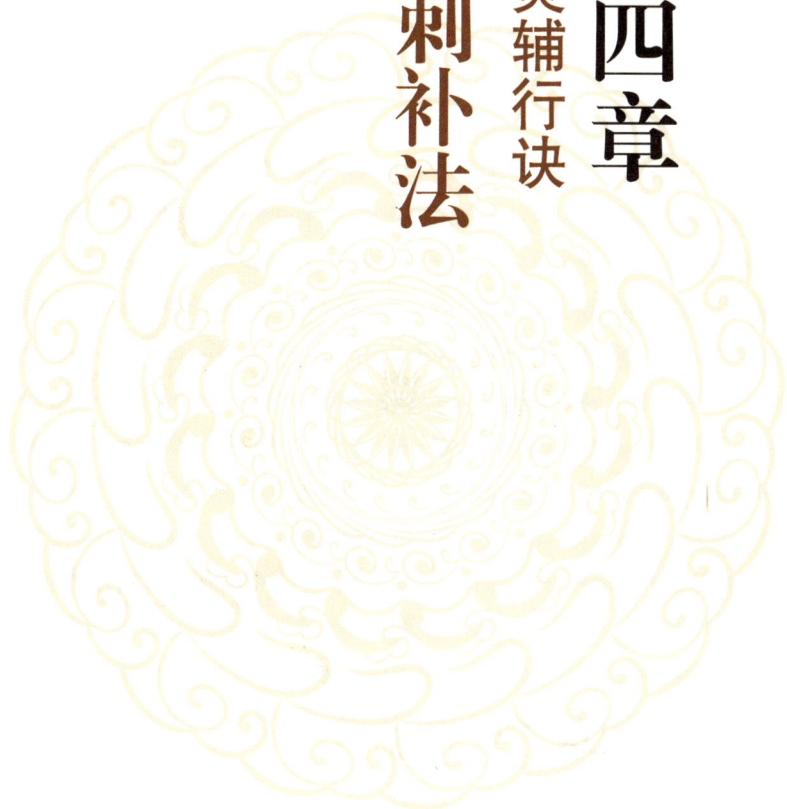

针刺法，"有余者泻之，不足者补之。"

"凡用针者，随而济之，迎而夺之，虚则实之，满则泻之，菀陈则除之，邪盛则虚之。"

第一节 《针灸辅行诀》针刺补法总要

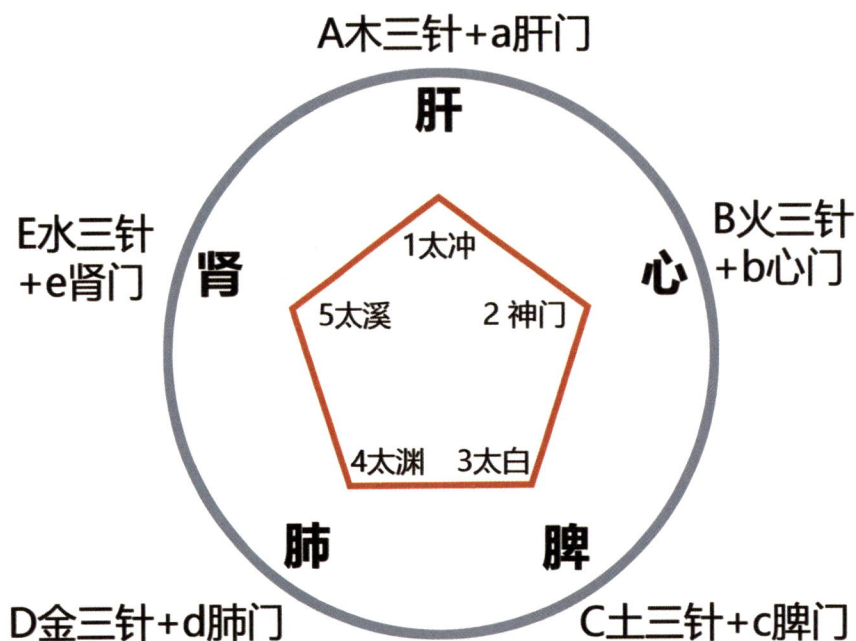

A木三针+a肝门

肝

E水三针
+e肾门

肾

1太冲

5太溪　　2 神门

4太渊　　3 太白

心

B火三针
+b心门

肺

D金三针+d肺门

脾

C土三针+c脾门

补法总要图示

小补肝：A＋a
小补心：B＋b
小补脾：C＋c
小补肺：D＋d
小补肾：E＋e

大补肝：A＋a＋b
大补心：B＋b＋c
大补脾：C＋c＋d
大补肺：D＋d＋e
大补肾：E＋e＋a

第二节 《针灸辅行诀》针刺小补法

（一）小补肝针刺法

1. 【主治】 治心中恐疑，时多噩梦，气上冲心，越汗出，头目眩晕者。
2. 【针方】木三针 + 肝门三针（A + a）。
3. 【适应证】
- 肝血不足：眩晕，视物模糊，肢体麻木。
- 肝郁脾虚：胸胁胀满，食欲不振，情绪抑郁。
- 肝虚筋急：筋脉拘挛，关节不利。
4. 【针刺法】木三针、肝门三针直刺 1 ～ 1.5 寸。

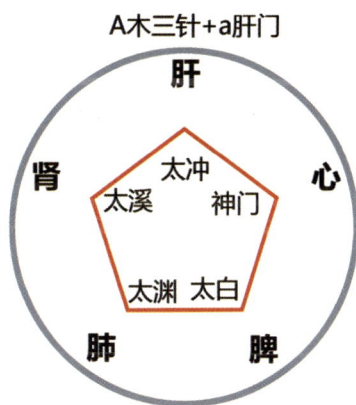

《针灸辅行诀》小补肝针刺法图示

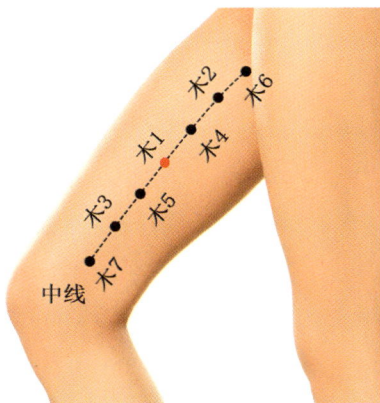

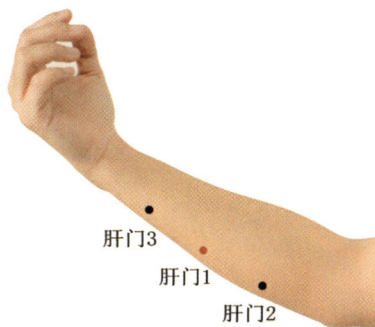

（二）小补心针刺法

1. 【主治】治血气虚少，心中动悸，时悲泣，烦躁，汗出，气噫，脉结者。
2. 【针方】火三针＋心门三针（B＋b）。
3. 【适应证】
- 心血不足：心悸怔忡，失眠多梦，面色无华。
- 心火偏亢：心烦，舌尖红赤，小便赤涩。
- 心阴不足：盗汗，五心烦热，口干咽燥。
4. 【针刺法】火三针、心门三针直刺 1～1.5 寸。

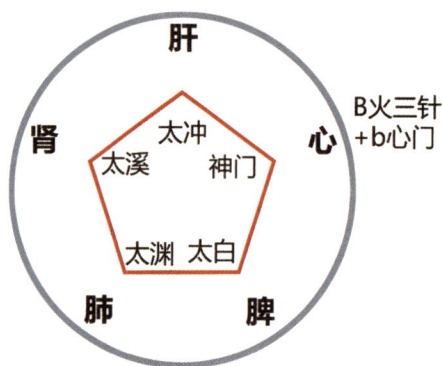

《针灸辅行诀》小补心针刺法图示

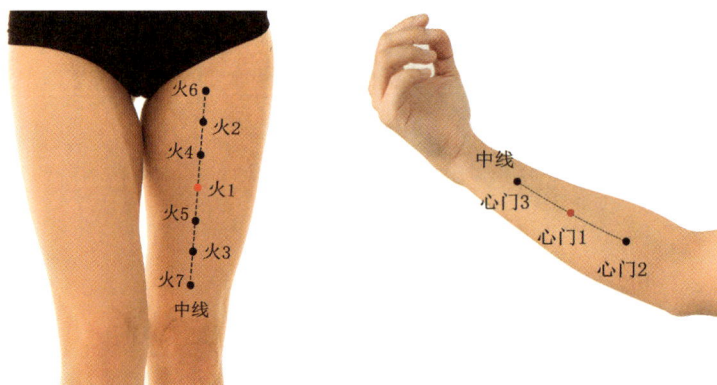

（三）小补脾针刺法

1. 【主治】治饮食不化，时自吐利，吐利己，心中苦饥；或心下痞满，脉微，无力，身重，足痿，善转筋者。

2. 【针方】土三针 + 脾门三针（C + c）。

3. 【适应证】

• 脾胃气虚：饮食减少，时自吐利，四肢乏力。

• 寒湿内生：腹满时痛，口淡不渴。

• 中焦虚寒：喜温喜按，舌淡苔白。

4. 【针刺法】土三针、脾门三针直刺 1 ～ 1.5 寸。

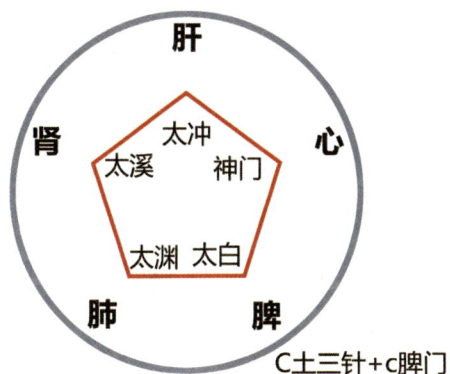

《针灸辅行诀》小补脾针刺法图示

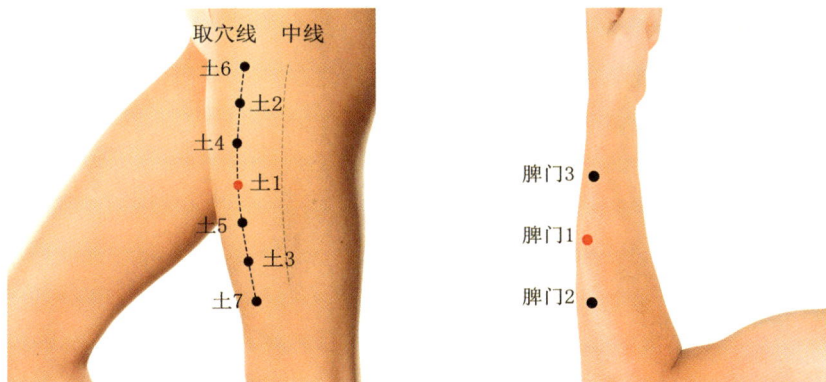

（四）小补肺针刺法

1. 【主治】治烦热汗出，口渴，少气不足息，胸中痛，脉虚者。
2. 【针方】金三针 + 肺门三针（D + d）。
3. 【适应证】
- 肺气虚寒：咳嗽气短，痰液清稀。
- 卫外不固：自汗恶风，易患感冒。
- 肺不布津：口干咽燥，皮肤干燥。
4. 【针刺法】金三针、肺门三针直刺 1 ～ 1.5 寸。

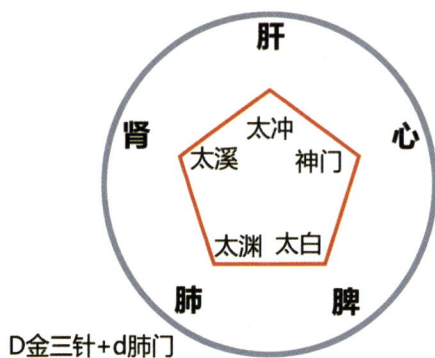

《针灸辅行诀》小补肺针刺法图示

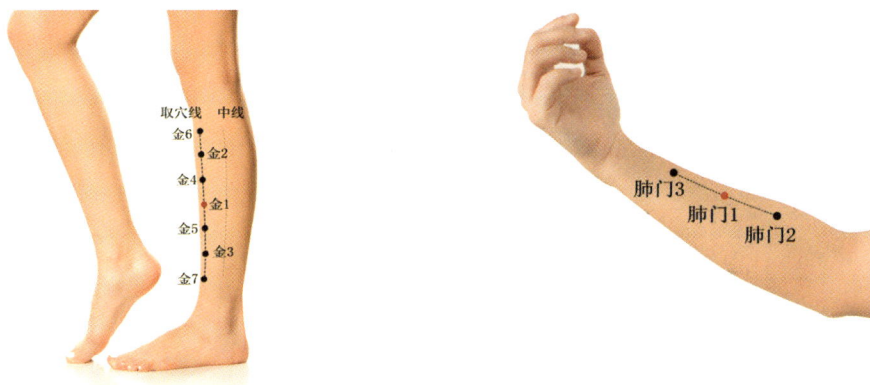

（五）小补肾针刺法

1. 【主治】 治虚劳失精，腰痛，骨蒸羸瘦，小便不利，脉快者。

2. 【针方】水三针＋肾门两针（E＋e）。

3. 【适应证】

• 肾阴不足：腰膝酸软，头晕耳鸣。

• 阴虚内热：五心烦热，潮热盗汗。

• 肾水不固：遗精早泄，小便频数。

• 阴虚津亏：口干咽燥，大便干结。

4. 【针刺法】水三针直刺 $1 \sim 1.5$ 寸，肾门两针直刺 $0.5 \sim 1$ 寸。

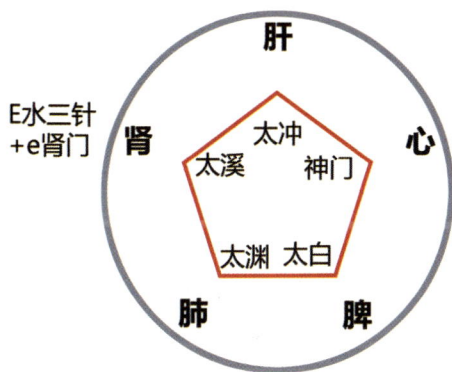

《针灸辅行诀》小补肾针刺法图示

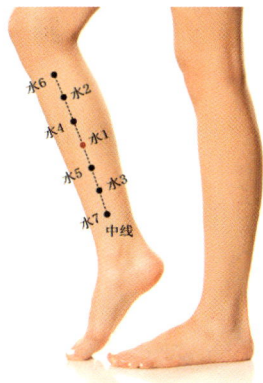

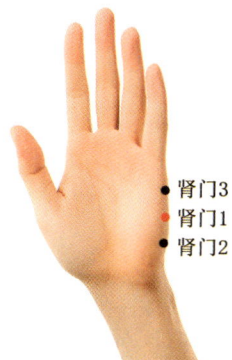

第三节 《针灸辅行诀》针刺大补法

（一）大补肝针刺法

1. 【主治】治肝气虚，其人恐惧不安，气自少腹上冲咽，呃声不止，头目苦眩，不能坐起，汗出，心悸，干呕不能食，脉弱而结者。

2. 【针方】木三针 + 肝门三针 + 心门三针（A + a + b）。

3. 【适应证】

· 肝气虚之惊恐气逆：身体极度虚弱，畏寒肢冷。

· 肝虚眩晕汗出：眩晕耳鸣，视物模糊。

· 肝虚心悸：惊恐不安，失眠多梦。

· 肝虚脾胃不和：肝脾不调，肝肾亏虚。

4. 【针刺法】木三针、肝门三针、心门三针直刺 1 ～ 1.5 寸。

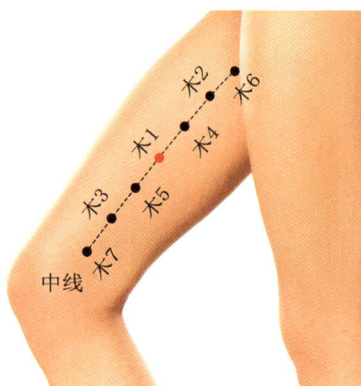

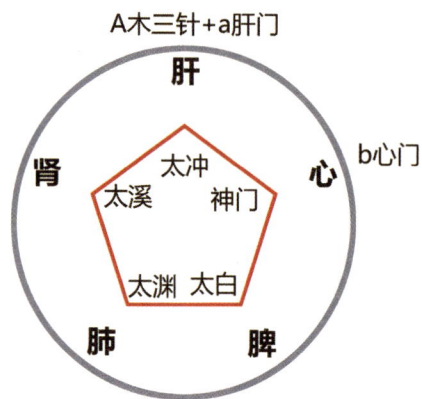

《针灸辅行诀》大补肝针刺法图示

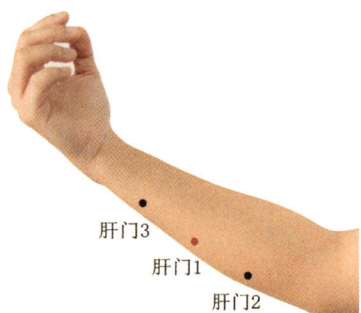

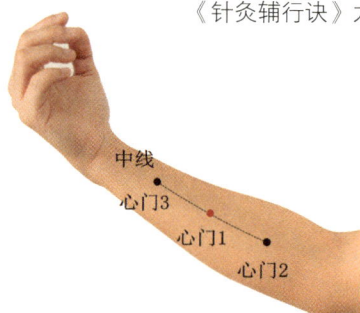

（二）大补心针刺法

1. 【主治】治心中虚烦，懊侬不安，怔忡如车马惊，饮食无味，干呕，气噫，时或多唾，其人脉结而微者。

2. 【针方】火三针＋心门三针＋脾门三针（B＋b＋c）。

3. 【适应证】

• 心气不足：心中动悸，神气怯弱。

• 心血亏虚：面色无华，脉结代。

• 心肾不交：心烦不寐，腰膝酸软。

• 心虚兼有痰湿：咳吐清涎，头目眩晕。

4. 【针刺法】火三针、心门三针、脾门三针直刺 1 ～ 1.5 寸。

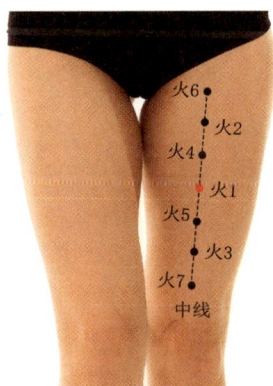

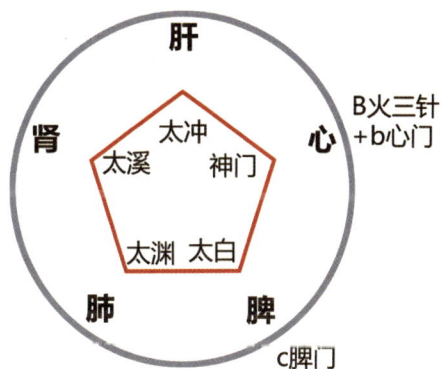

《针灸辅行诀》大补心针刺法图示

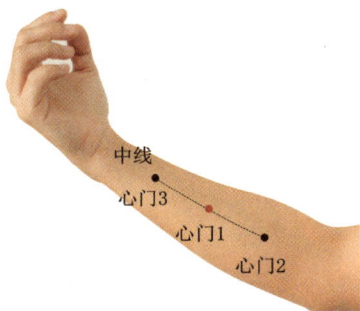

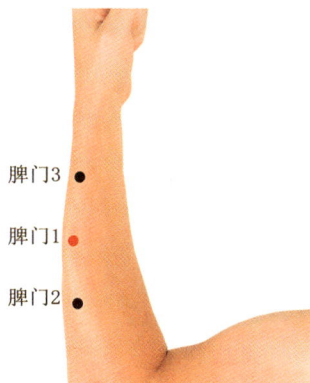

（三）大补脾针刺法

1. 【主治】治脾气大疲，饮食不化，呕吐下利，其人枯瘦如柴，立不可动转，口中苦干渴，汗出，气急，脉微而时结者。

2. 【针方】土三针 + 脾门三针 + 肺门三针（C + c + d）。

3. 【适应证】

• 脾虚夹积：纳呆厌食，脘腹胀满。

• 脾虚水泛：水肿，痰饮。

• 脾肾阳虚：下利清谷，形寒肢冷。

• 气血两虚：面色萎黄，神疲乏力。

4. 【针刺法】土三针、脾门三针、肺门三针直刺 1 ～ 1.5 寸。

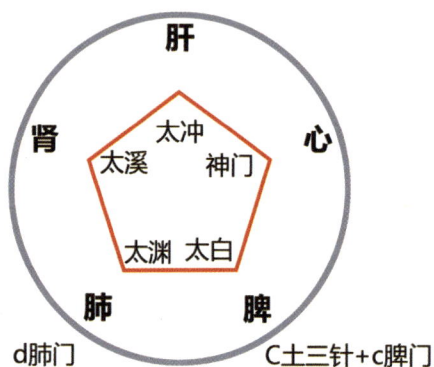

《针灸辅行诀》大补脾针刺法图示

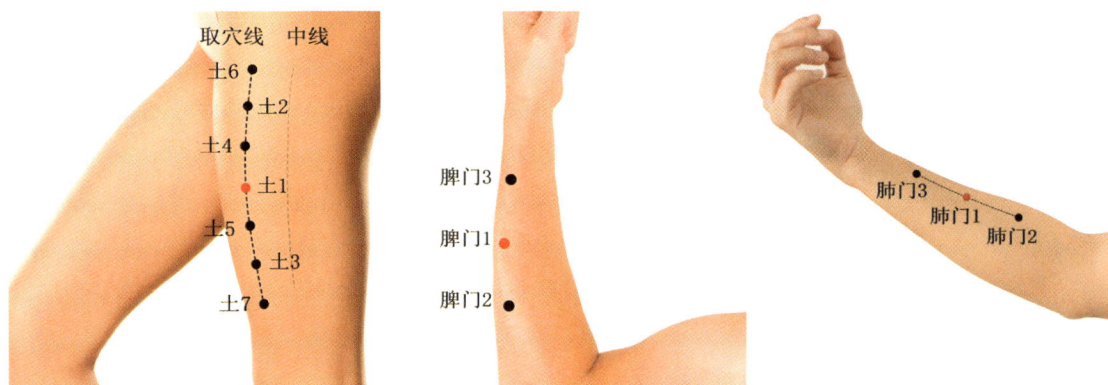

（四）大补肺针刺法

1. 【主治】治烦热汗出，少气不足息，口干，耳聋，脉虚而快者。

2. 【针方】金三针 + 肺门三针 + 肾门两针（D + d + e）。

3. 【适应证】

· 肺肾两虚：喘促日久，腰膝酸软。

· 气阴两虚：干咳少痰，自汗盗汗。

· 痰饮伏肺：咳痰清稀量多，胸满闷痛。

· 心肺气虚：心悸气短，神疲乏力。

4. 【针刺法】金三针、肺门三针直刺 1～1.5 寸，肾门两针直刺 0.5～1 寸。

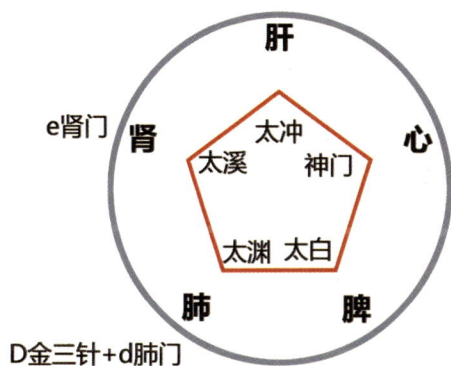

《针灸辅行诀》大补肺针刺法图示

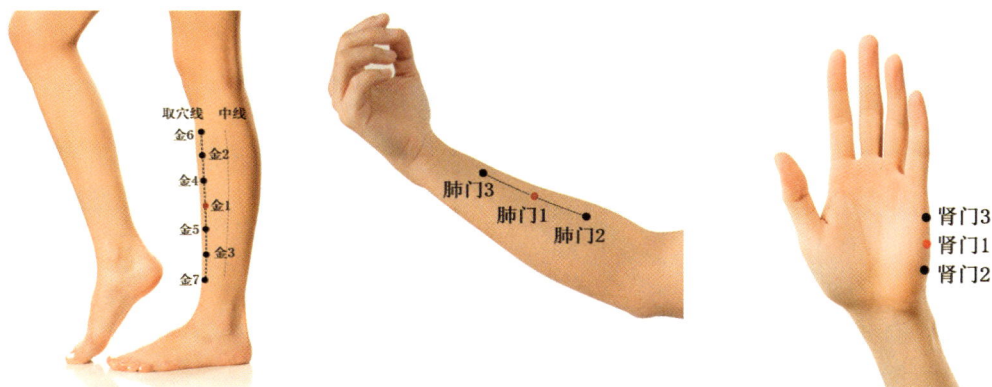

（五）大补肾针刺法

1. 【主治】治精血虚少，骨痿，腰痛，不可行走，虚热冲逆，头目眩，小便不利，脉软而快者。

2. 【针方】水三针＋肾门两针＋肝门三针（E＋e＋a）。

3. 【适应证】

- 肾阴阳两虚：畏寒肢冷与五心烦热并见，腰膝冷痛与腰膝酸软并存。
- 肾虚水泛：全身水肿，心悸咳喘。
- 肾精亏虚：头晕健忘，耳鸣耳聋，生殖功能减退。
- 肾虚骨弱：腰膝酸软无力，骨质疏松 。

4. 【针刺法】水三针、肝门三针直刺 1 ～ 1.5 寸，肾门两针直刺 0.5 ～ 1 寸。

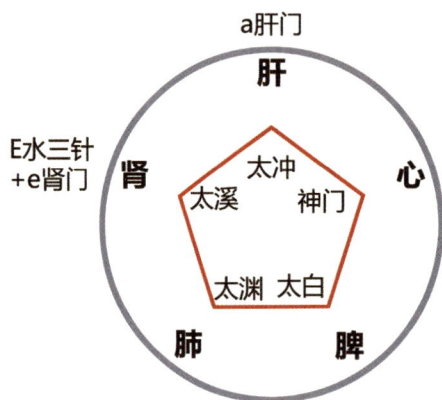

《针灸辅行诀》大补肾针刺法图示

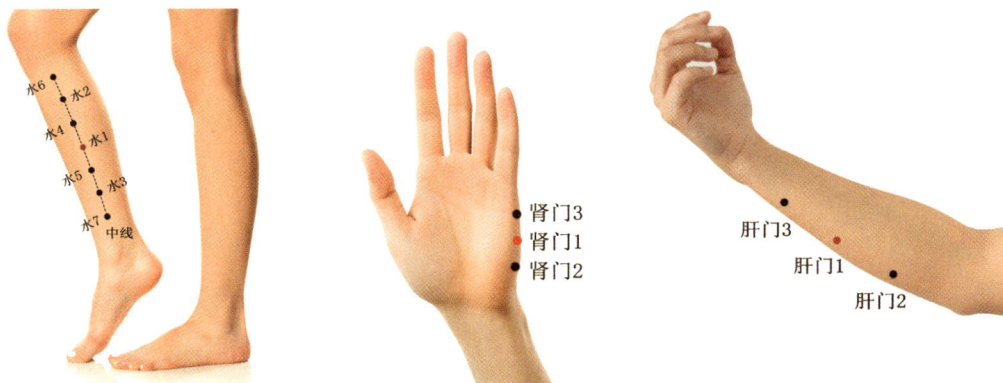

第五章

针刺救误法

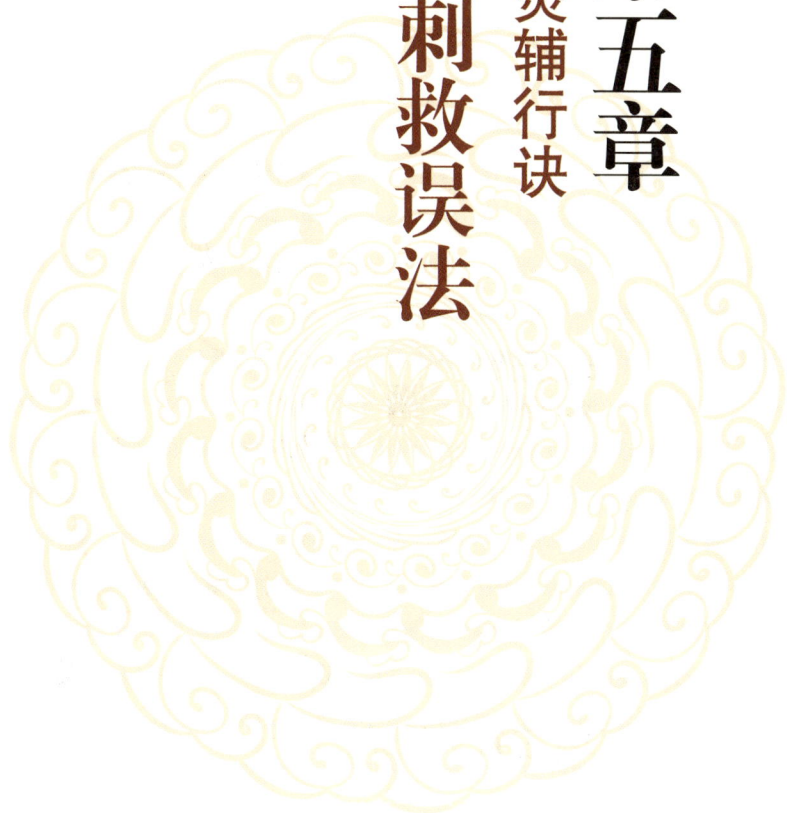

陶曰：又有泻方五首，

以救诸病误治，致生变乱者也。

第一节 《针灸辅行诀》针刺救误法示意图

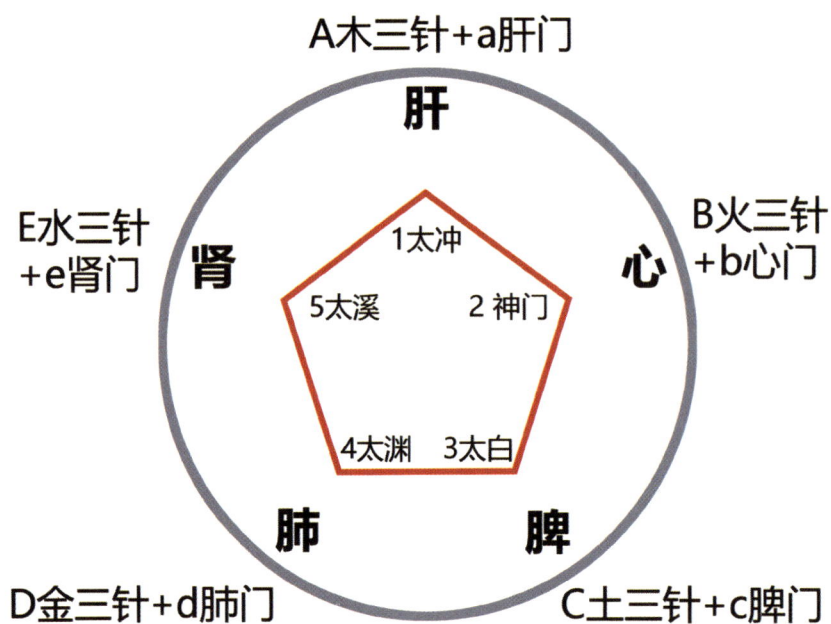

A木三针+a肝门

肝

E水三针
+e肾门

肾

1太冲

5太溪

2神门

心

B火三针
+b心门

4太渊

3太白

肺

脾

D金三针+d肺门

C土三针+c脾门

救误法总要图示

救误泻肝针：A＋1＋b

救误泻心针：B＋2＋c

救误泻脾针：C＋3＋d

救误泻肺针：D＋4＋e

救误泻肾针：E＋5＋a

第二节　针刺救误针刺法

（一）救误泻肝针刺法

1. 【主治】救误用吐法，其人神气素虚，有痰澼发动呕吐不止，惊烦不宁。
2. 【针方】木三针 + 太冲（小泻） + 心门三针（A + 1 + b）。
3. 【适应证】
- 肝气肝血亏虚：头目眩晕，视物昏花。
- 筋脉失养：肢体麻木，手足拘挛。
- 心神失养：心悸怔忡，失眠多梦。
- 情志异常：精神萎靡，情绪抑郁。
4. 【针刺法】木三针、心门三针直刺 1～1.5 寸，太冲直刺 0.5～1 寸。

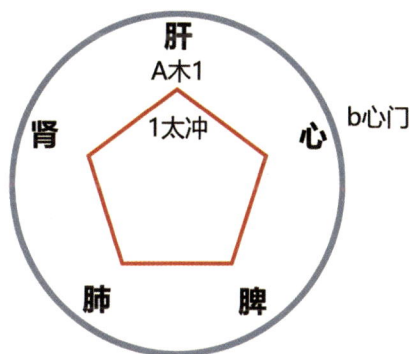

《针灸辅行诀》救误泻肝针刺图示

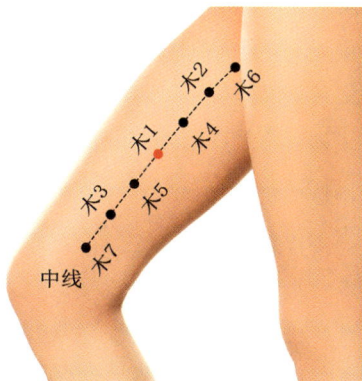

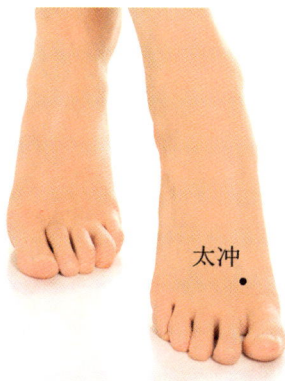

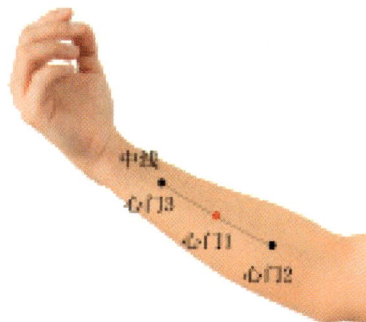

（二）救误泻心针刺法

1. 【主治】救误用清下，其人阳气素实，外邪乘虚陷入，致心下痞满，食不下，利反不止，雷鸣腹痛。

2. 【针方】火三针 + 神门（小泻） + 脾门三针（B + 2 + c）。

3. 【适应证】

• 心气心血不足：心悸气短，自汗。

• 心神失养：失眠健忘，神志恍惚。

• 气血运行不畅：胸闷胸痛，唇甲青紫。

• 脾胃虚弱：食欲不振，腹胀便溏。

4. 【针刺法】火三针、脾门三针直刺 1 ～ 1.5 寸，神门直刺 0.5 ～ 1 寸。

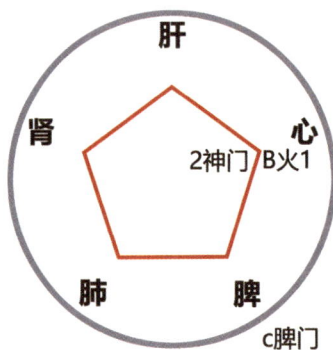

《针灸辅行诀》救误泻心针刺图示

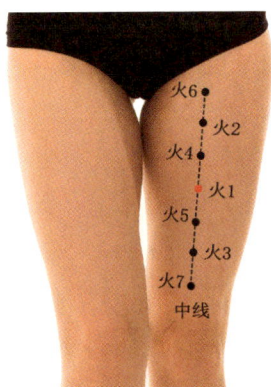

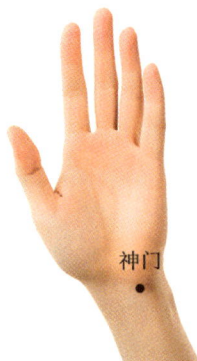

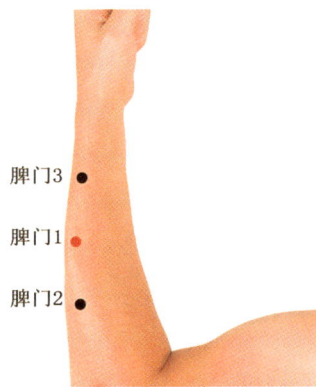

（三）救误泻脾针刺法

1. 【主治】救误用冷寒，其人阴气素实，卫气不通，致腹中滞胀，反寒不已。
2. 【针方】土三针 + 太白（小泻）+ 肺门三针（C + 3 + d）。
3. 【适应证】
- 脾气虚损：神疲乏力，少气懒言。
- 运化失常：食欲不振，腹胀腹泻。
- 水湿内停：水肿，痰饮。
- 气血不足：面色萎黄，月经量少。
4. 【针刺法】土三针、肺门三针直刺 1 ～ 1.5 寸，太白直刺 0.5 ～ 1 寸。

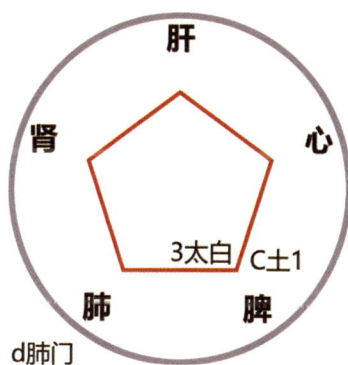

《针灸辅行诀》救误泻脾针刺图示

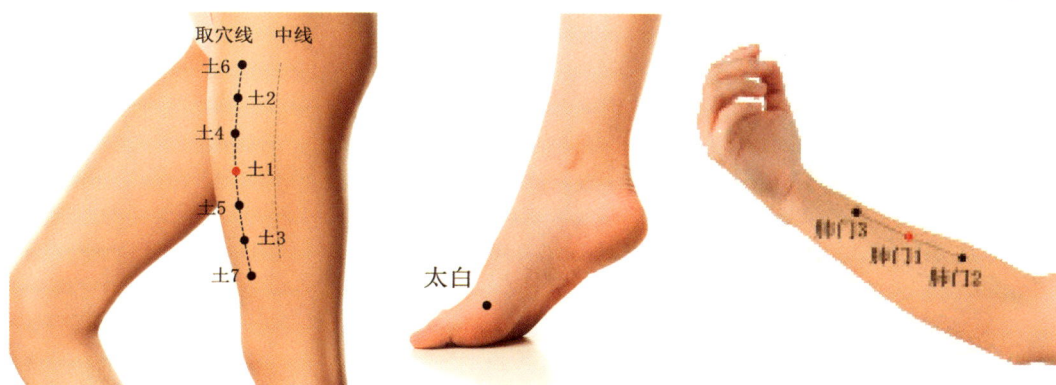

（四）救误泻肺针刺法

1. 【主治】救误用火法，其人血素燥，致令神识迷妄如痴，吐血、衄血、胸中烦满，气结。

2. 【针方】金三针＋太渊（小泻）＋肾门两针（D＋4＋e）。

3. 【适应证】

• 肺气亏虚：咳嗽无力，气短自汗。

• 肺阴不足：干咳少痰，声音嘶哑。

• 水液代谢失调：水肿，小便频数。

• 卫外不固：易感冒，恶风。

4. 【针刺法】金三针直刺 1～1.5 寸，太渊、肾门两针直刺 0.5～1 寸。

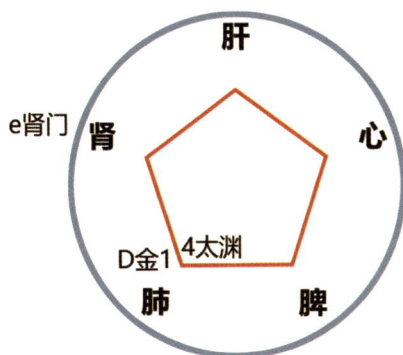

《针灸辅行诀》救误泻肺针刺图示

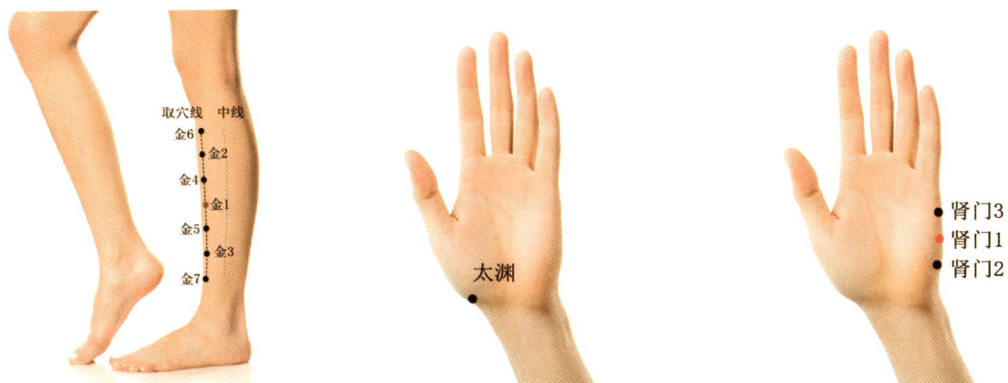

（五）救误泻肾针刺法

1. 【主治】救误用汗法，其人阳气素虚，致令阴气逆升，心中悸动不安，冒，汗出不止。

2. 【针方】水三针 + 太溪（小泻）+ 肝门三针（E + 5 + a）。

3. 【适应证】

- 肾阴亏虚：腰膝酸软，头晕耳鸣。
- 阴虚火旺：五心烦热，潮热盗汗。
- 生殖系统异常：滑精早泄，女子闭经。
- 津液不足：口干咽燥，小便短少。

4. 【针刺法】水三针、肝门三针直刺 1 ～ 1.5 寸，太溪直刺 0.5 ～ 1 寸。

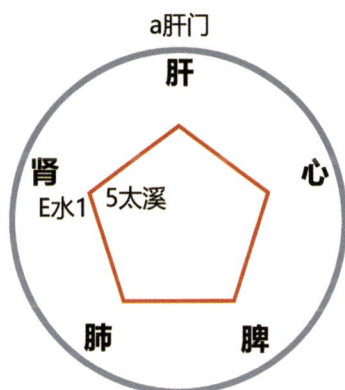

《针灸辅行诀》救误泻肾针刺图示

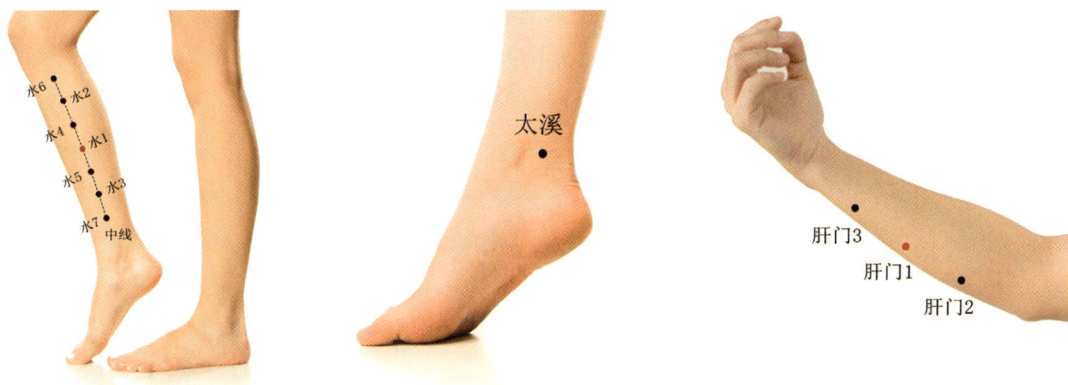

第六章 针刺救五脏诸劳损病法

陶云：经方有救诸劳损病方，亦有五首，然综观其要义，盖不外虚候方加减而已。录出以备修真之辅，拯人之危也。然其方意深妙，非俗浅所识。缘诸损候，藏气互乘，虚实杂错，药味寒热并行，补泻相参，先圣遗奥，出人意表。汉晋以还，诸名医辈，张机、卫汜、华元化、吴普、皇甫玄晏、支法师、葛稚川、范将军等，皆当代名贤，咸师式此《汤液经法》，愍救疾苦，造福含灵。其间增减，虽各擅其异，或致新效，似乱旧经，而其旨趣，仍方圆之于规矩也。

陶云：经云：毒药攻邪，五菜为充，五果为助，五谷为养，五畜为益，尔乃大汤之设。今所录者，皆小汤耳。若欲作大汤者，补肝汤内加羊肝，补心加鸡心，补脾加牛肉，补肺加犬肺，补肾加猪肾各一具，即成也。

第一节 《针灸辅行诀》救五脏诸劳损病针刺取穴

一、混元三针

混元 1：

手背朝上，拇指与食指叉骨间，即第一掌骨与第二掌骨接合处贴骨进针 0.5～1 寸。

混元 2：

手背朝上，混元 1 与三间（第二掌骨小头后桡侧凹陷）中点，贴骨下针 0.5～1 寸。

混元 3：

手背朝上，以混元 1、混元 2 为底边的等腰三角形，在合谷线上取穴，混元 3 到混元 1 的距离与到混元 2 的距离相等。

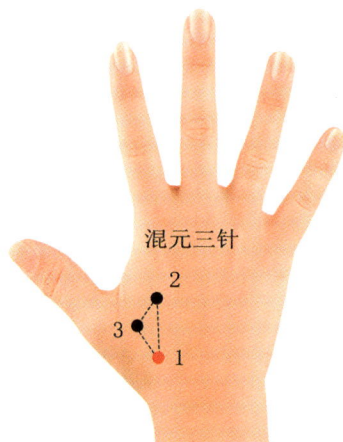

《针灸辅行诀》穴位图示

二、镇静三针

第一针：

两眉中点上 0.5 寸，向鼻尖方向直刺 1 寸。

第二、三针：

左右睛明穴上 0.5 寸，向第一针尖方向刺 1 寸。

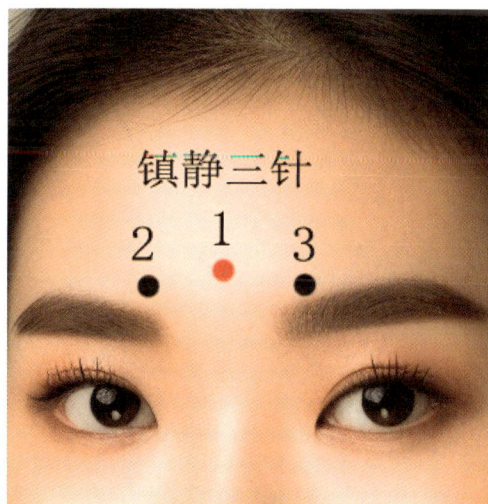

《针灸辅行诀》穴位图示

第二节　救五脏诸劳损病针刺法

（一）救五脏诸劳损病补肝针刺法

1. 【主治】治肝虚，筋极，腹中坚癖，大便闭塞者。
2. 【针方】混元三针 + 木三针，水三针。
3. 【适应证】

• 混元三针 + 木三针：遗精滑泄，腰膝酸软，头晕目眩，耳鸣盗汗，胸胁满闷，腹里急，食欲不振，便秘，失眠多梦，惊悸不安。

• 水三针：肢体麻木，筋脉拘挛。

4. 【针刺法】混元三针直刺 0.5 ～ 1 寸，木三针、水三针直刺 1 ～ 1.5 寸。

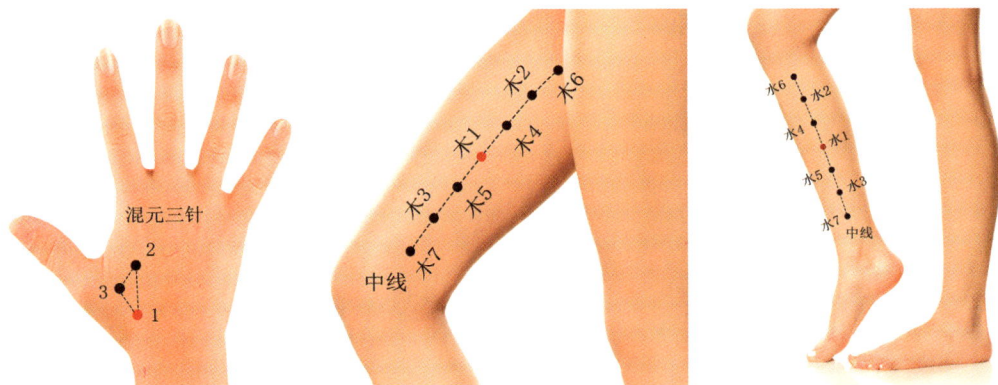

（二）救五脏诸劳损病补心针刺法

1. 【主治】治心劳，脉极，心中烦悸，神志恍惚者。
2. 【针方】心门三针，混元三针，木三针 + 火 1。
3. 【适应证】

• 心门三针：面色无华，心悸怔忡，心烦盗汗，胸闷气短，房颤，神情恍惚。

• 混元三针：胸痛彻背，神疲乏力，失眠健忘。

• 木三针 + 火 1：口舌生疮，舌红少苔，畏寒肢冷，腰膝酸软，头晕耳鸣。

4. 【针刺法】心门三针、木三针、火 1 直刺 1～1.5 寸，混元三针直刺 0.5～1 寸。

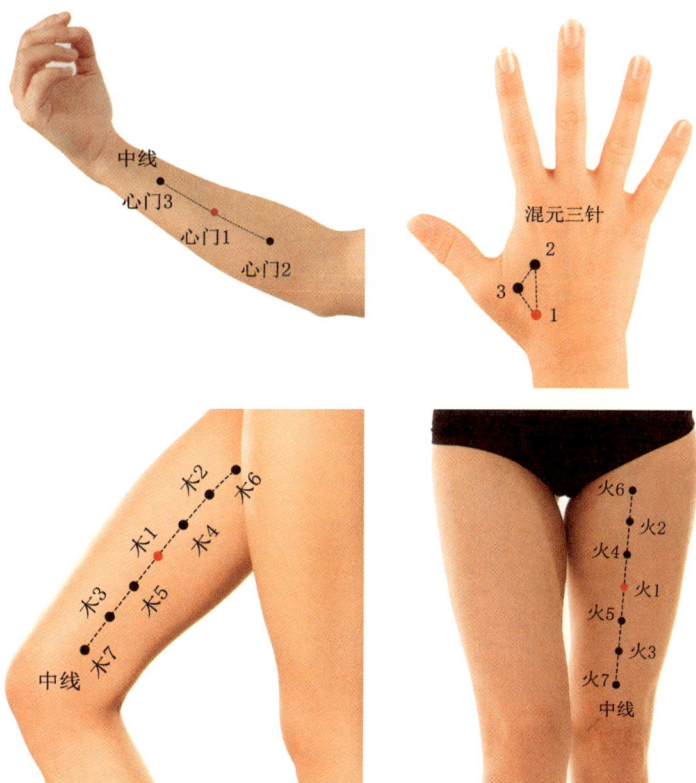

（三）救五脏诸劳损病补脾针刺法

1. **【主治】**治脾虚，肌肉痿弱，羸瘦如柴，腹中拘急，四肢无力者。

2. **【针方】**火三针＋土1，混元三针，中脘＋内关＋足三里。

3. **【适应证】**

• 火三针＋土1：脾虚，羸瘦，身体困重。

• 混元三针：调气血，补元气，全身痛，畏寒肢冷，神疲乏力。

• 中脘＋内关＋足三里：面色萎黄，食欲不振，腹胀便溏，腹痛喜温，久泻脱肛，内脏下垂，水肿胀满。

4. **【针刺法】**火三针、土1、内关、足三里直刺1～1.5寸，混元三针、中脘直刺0.5～1寸。

5. **【取穴方法】**

• 中脘：位于腹部正中线，脐上四寸处。

• 内关：伸臂仰掌，腕横纹向上二寸，掌长肌腱与桡侧腕屈肌腱之间的凹陷处。

• 足三里：位于小腿前外侧，当膝眼下四横指处。

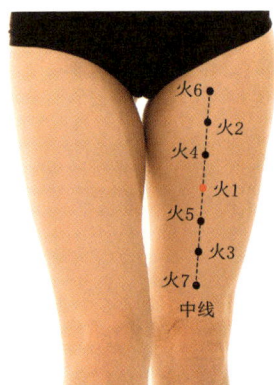

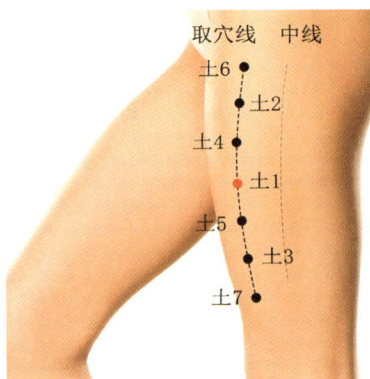

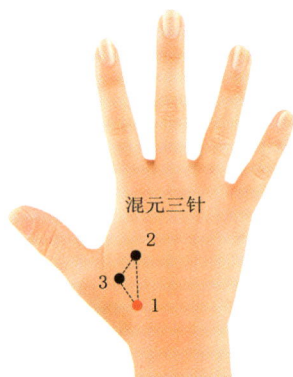

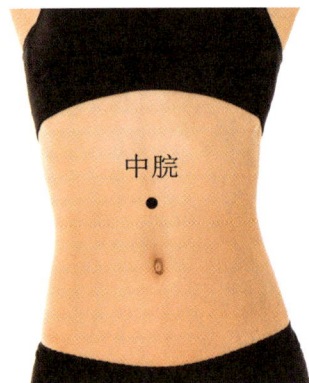

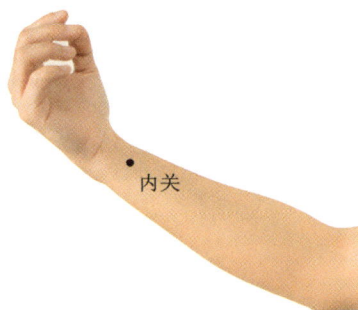

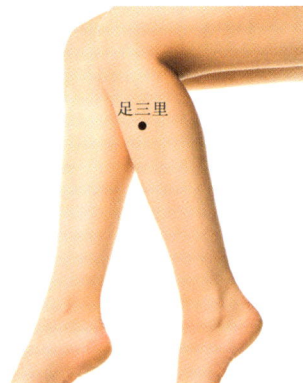

（四）救五脏诸劳损病补肺针刺法

1. 【主治】治肺虚，气极，烦热，汗出，口舌渴燥者。
2. 【针方】太溪 + 复溜 + 照海，镇静三针，金三针。
3. 【适应证】

• 太溪 + 复溜 + 照海：口干咽燥，腰膝酸软，干咳少痰。

• 镇静三针：五心烦热，咳嗽气喘，呃逆，嗳气。

• 金三针：咳嗽气喘，短气自汗，呃逆，嗳气，声音低怯，气短乏力，少气懒言，呼吸微弱。

4. 【针刺法】太溪、复溜、照海直刺 0.5 ～ 1 寸，镇静三针斜刺 0.5 ～ 1 寸，金三针直刺 1 ～ 1.5 寸。

5. 【取穴方法】

• 复溜：位于小腿内侧，太溪穴直上二寸，在跟腱前缘处。

• 照海：在足内侧，内踝尖下方凹陷处。

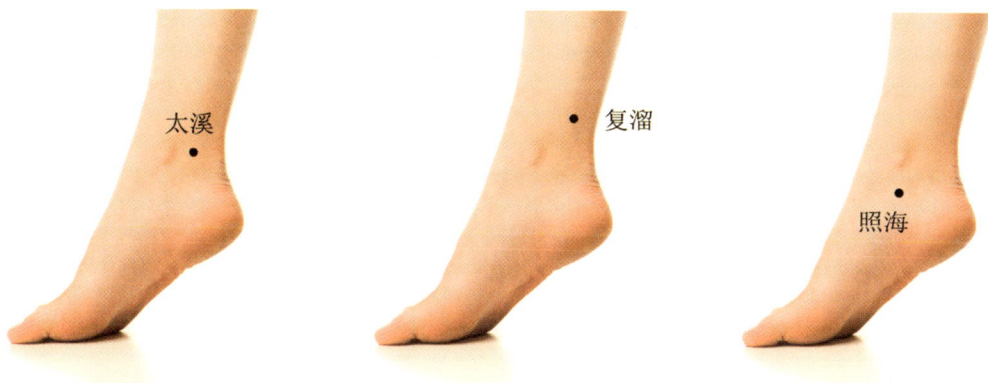

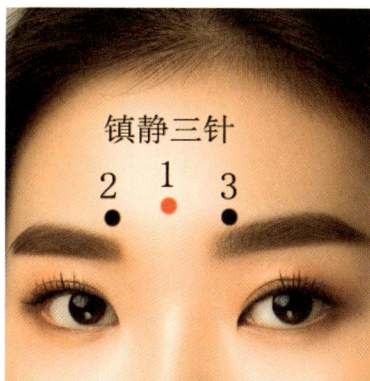

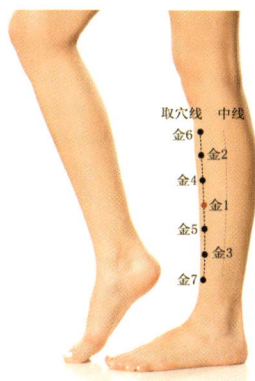

（五）救五脏诸劳损病补肾针刺法

1. **【主治】**治肾虚，精极，遗精，失溺，气乏无力，不可动转，唾血、咯血者。

2. **【针方】**水三针，水 3 + 复溜 + 太溪，肾门两针。

3. **【适应证】**

水三针：水肿，腰膝冷痛，畏寒肢冷。

水 3 + 复溜 + 太溪：五心烦热，头晕耳鸣，腰膝冷痛，夜尿频多，早衰，发脱齿摇，咯血，健忘恍惚。

肾门两针：乏力，气短自汗，呼多吸少，遗精早泄，月经不调，生殖发育异常。

4. **【针刺法】**水三针、水 3 直刺 1～1.5 寸，复溜、太溪、肾门两针直刺 0.5～1 寸。

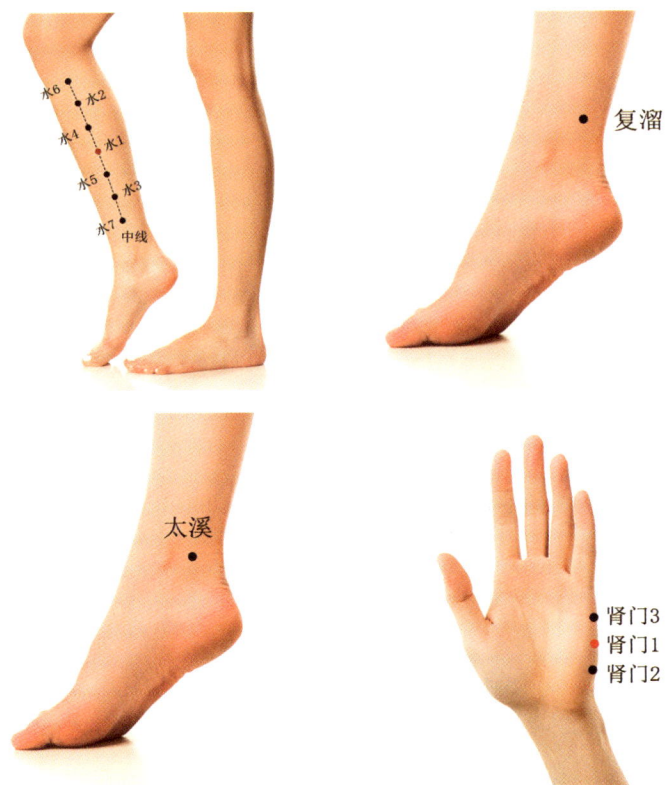

第七章

针灸辅行诀

二旦六神针刺法

弘景曰：

阳旦者，升阳之方，以黄芪为主；

阴旦者，扶阴之方，以柴胡为主；

青龙者，宣发之方，以麻黄为主；

白虎者，收重之方，以石膏为主；

朱鸟者，清滋之方，以鸡子黄为主；

玄武者，温渗之方，以附子为主。

此六方者，为六合之正精，升降阴阳，交互金木，既济水火，乃神明之剂也。张机撰《伤寒论》，避道家之称，故其方皆非正名也，但以某药名之，以推主为识耳。

弘景曰：外感天行，经方之治，有二旦、六神大小等汤。昔南阳张机，依此诸方，撰为《伤寒论》一部，疗治明悉，后学咸尊奉之。山林僻居，仓卒难防外感之疾，日数传变，生死往往在三五日间，岂可疏忽。若能深明此数方者，则庶无蹈险之虞也，今亦录而识之。

第一节　混元汤与混元三针

阳旦	小	桂枝	芍药	炙甘草	生姜	大枣	热粥饭	
	大	桂枝	芍药	炙甘草	生姜	大枣	饴糖	人参	黄芪
阴旦	小	黄芩	芍药	炙甘草	生姜	大枣	白蔹浆	
	大	黄芩	芍药	炙甘草	生姜	大枣	半夏(苦酒)	人参	柴胡
		寒温分治	混元汤 菜类药 / 果类药 / 二旦方根				谷类药	辅弼药	主药(大方)升降

混元三针

- 混元 1：

手背朝上，拇指与食指叉骨间，即第一掌骨与第二掌骨接合处贴骨进针 0.5～1 寸。

- 混元 2：

手背朝上，混元 1 与三间（第二掌骨小头后桡侧凹陷）中点，贴骨下针 0.5～1 寸。

- 混元 3：

手背朝上，以混元 1，混元 2 为底边的等腰三角形，在合谷线上取穴，混元 3 到混元 1 的距离与到混元 2 的距离相等。

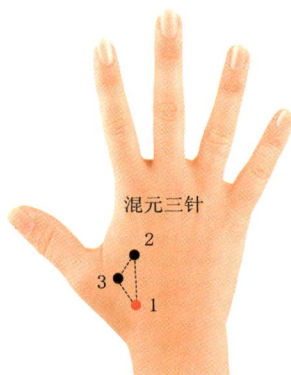

混元三针
2
3
1

第二节 《针灸辅行诀》二旦六神针刺取穴

1. 胁痛针

手背向上，拇指与食指交界处，向合谷方向进针。

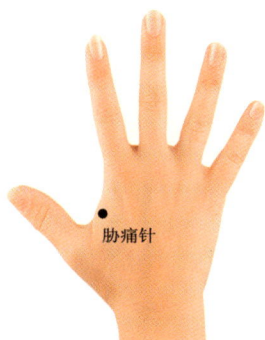

2. 液门透中渚

第一针：握拳，在第四、五指的指缝间，指蹼缘的后方赤白肉际处上 0.5 寸。

第二针：中渚，握拳，在第四、五掌骨间，第四指掌指关节后方凹陷中。

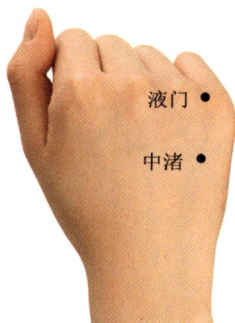

3. 利水三针

第一针：膝盖内侧上缘；

第二针：第一针上两寸；

第三针：第二针上两寸。

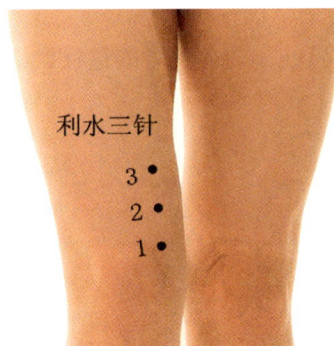

4. 止咳三针

第一针：尺泽（微屈肘，肘横纹中，肱二头肌腱桡侧凹陷处）贴筋下针；

第二针：第一针上一寸；

第三针：第二针上 0.5 寸。

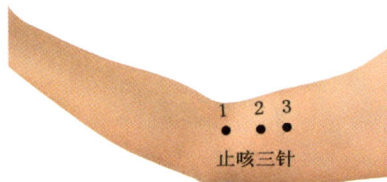

第三节 二旦六神针刺法

（一）小阳旦针刺法

1. 【**主治**】治天行发热，自汗出而恶风，鼻鸣干呕者。
2. 【**针方**】混元三针，液门透中渚，耳尖放血／大椎放血拔罐（气罐）。
3. 【**适应证**】
- 混元三针：调气血，补元气，全身痛，小便赤黄。
- 液门透中渚：咽痛，咳嗽，微恶风寒，发热，自汗。
- 耳尖放血／大椎放血拔罐（气罐）：发热，咽痛，咳嗽，微恶风寒。

4. 【**针刺法**】混元三针直刺 0.5～1 寸，液门透中渚，耳尖放血／大椎放血拔罐（气罐）。

5. 【**取穴方法**】
- 大椎：俯卧位或坐位。低头，可见颈背部交界处椎骨有一高突，并能随颈部左右摆动而转动着即是第七颈椎，其棘突下凹陷处。

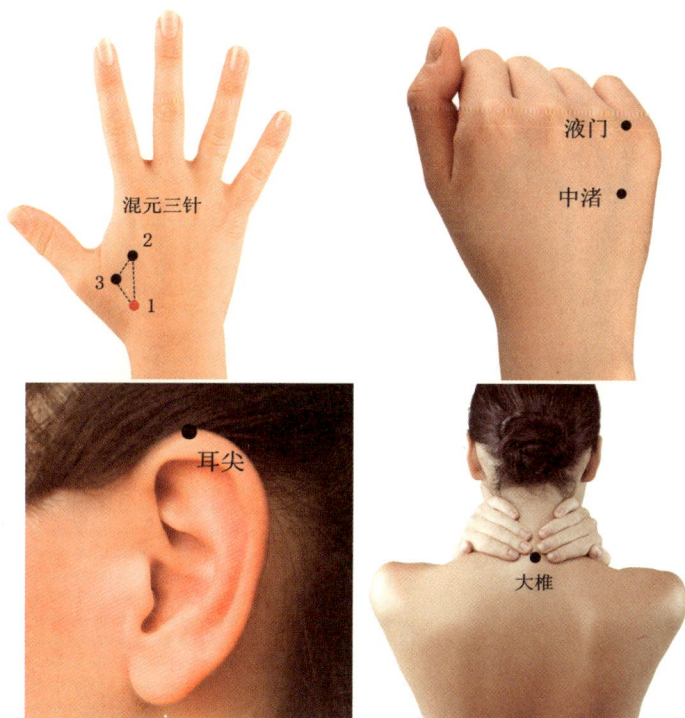

混元三针

液门
中渚

耳尖

大椎

（二）小阴旦针刺法

1. 【主治】治天行身热，汗出，头目痛，腹中痛，干呕，下利者。

2. 【针方】混元三针，内关，曲池，胁痛针。

3. 【适应证】

• 混元三针：调气血，补元气，全身痛，身热。胁肋隐痛，神疲乏力，虚烦不得眠，泄泻，小便黄。

• 内关：心悸，恶心，呕吐，饥不欲食，胃脘嘈杂。

• 曲池：身热，咽干口燥，口苦。

• 胁痛针：胸闷，胸痛，咽干口燥，口苦，头晕目眩。

4. 【针刺法】混元三针直刺 0.5～1 寸，内关、曲池直刺 1～1.5 寸，胁痛针向合谷方向进针，针刺 1.5～2 寸。

5. 【取穴方法】曲池：屈肘成直角，肘弯横纹尽头处。

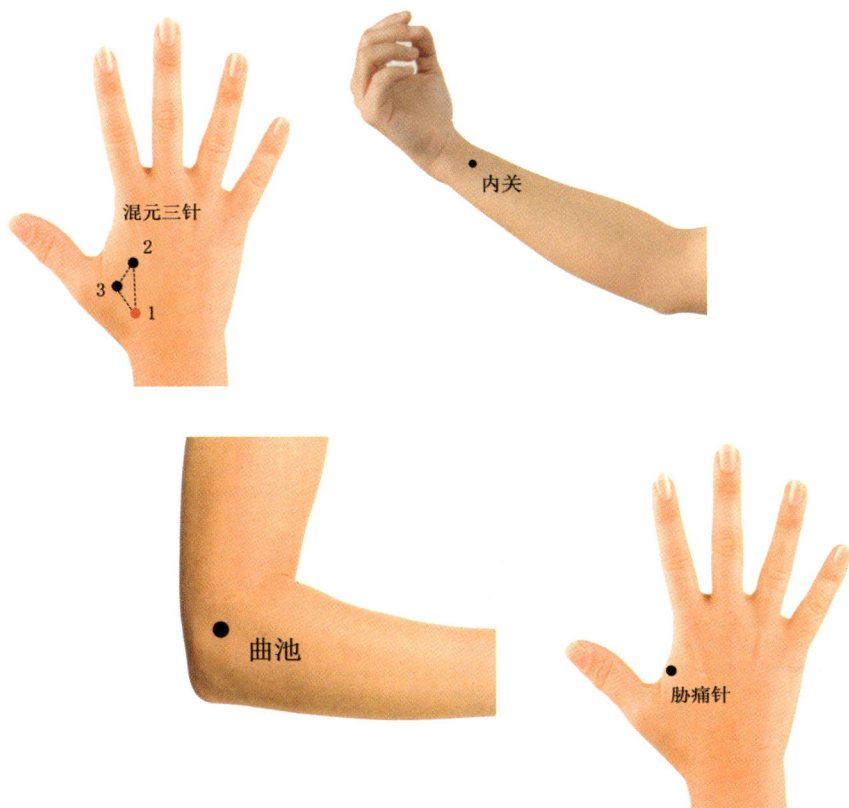

（三）大阳旦针刺法

1. 【主治】治凡病汗出不止，气息惙惙，身劳力怯，恶风凉，腹中拘急，不欲饮食。若脉虚大者，为更切证也。

2. 【针方】混元三针，陷谷后＋肝门3，脾门三针，水三针。

3. 【适应证】

•混元三针：调气血，补元气，全身痛。胁肋胀痛，神疲乏力。发热恶风，畏寒肢冷。

•陷谷后＋肝门3：纳差便溏，消化功能紊乱，腰膝冷痛，面色萎黄，气脱血脱。

•脾门三针：月经不调，头晕目眩，心悸气短，纳差便溏，消化功能紊乱，过度劳累，虚弱怯懦，久病体虚。

•水三针：水肿，肢体麻木，抽搐，腰膝冷痛。

4. 【针刺法】混元三针、陷谷后直刺0.5～1寸，肝门3、脾门三针、水三针直刺1～1.5寸。

5. 【取穴方法】陷谷：在足背第二、三跖骨结合部之前凹陷处。

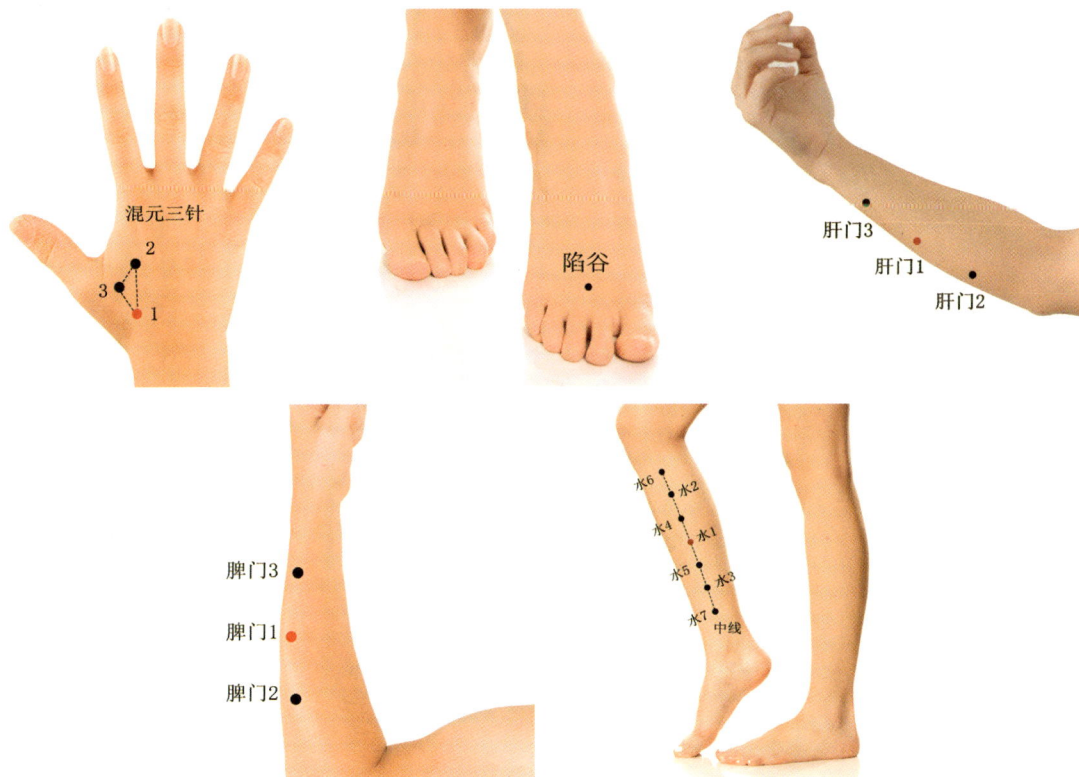

（四）大阴旦针刺法

1. 【主治】治凡病头目眩晕，咽中干，每喜干呕，食不下，心中烦满，胸胁支痛，往来寒热者。

2. 【针方】混元三针，陷谷后 + 肝门3，胁痛针。

3. 【适应证】

• 混元三针：调气血，补元气，全身痛。胸胁胀痛，发热，头晕目眩，月经量少。

• 陷谷后 + 肝门3：脘腹冷痛，食欲不振，大便溏薄。

• 胁痛针：胸胁胀痛，肢体麻木，烦躁易怒，潮热盗汗，口苦咽干，失眠多梦，头痛。

4. 【针刺法】混元三针、陷谷后直刺0.5～1寸，肝门3直刺1～1.5寸，胁痛针向合谷方向进针，针刺1.5～2寸。

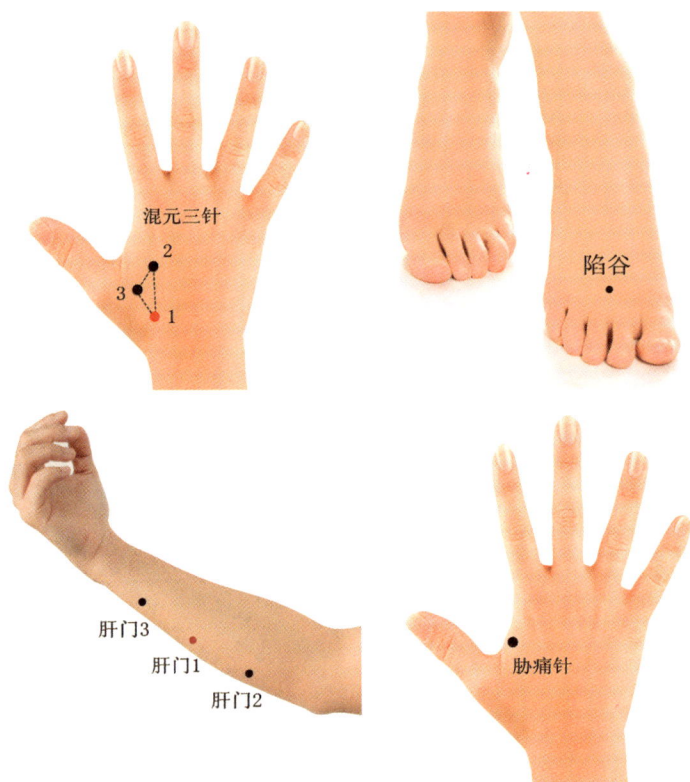

（五）小青龙针刺法

1. 【**主治**】治天行，发热恶寒，汗不出而喘，身疼痛，脉紧者。
2. 【**针方**】混元三针，肺俞拔罐（气罐），胁痛针，止咳三针。
3. 【**适应证**】
- 混元三针：调气血，补元气，全身痛，汗不出。
- 肺俞拔罐（气罐）：恶风，恶寒发热。
- 胁痛针：全身疼痛，干呕，胸痞满闷。
- 止咳三针：咳嗽，气喘，咳痰色白，水肿。
4. 【**针刺法**】混元三针直刺 0.5～1 寸，肺俞拔罐（气罐），胁痛针向合谷方向进针，针刺 1.5～2 寸，止咳三针直刺 1～1.5 寸。
5. 【**取穴方法**】肺俞：正坐低头或俯卧位。先确定大椎穴的位置，由大椎往下推三个椎骨（即第三胸椎），从其棘突下缘旁开二横指，按压有酸胀感处。

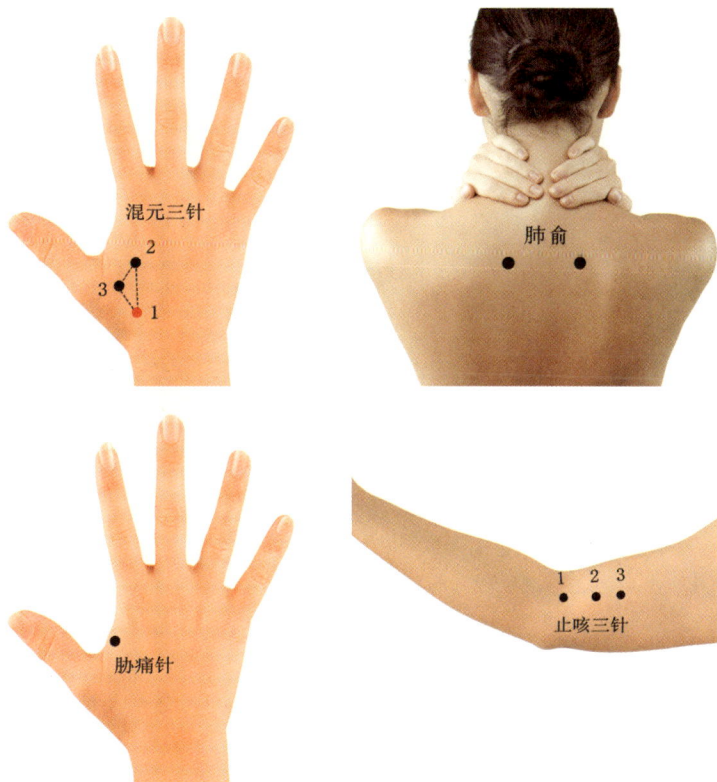

混元三针

肺俞

胁痛针

止咳三针

（六）大青龙针刺法

1. 【主治】治天行，表不解，心下有水气，干呕，发热而喘咳不已者。
2. 【针方】混元三针，利水三针，止咳三针，肺俞拔罐（气罐）。
3. 【适应证】
- 混元三针：调气血，补元气，全身痛，烦躁，发热。
- 利水三针：口渴，尿赤，水肿，身痛身重，关节疼痛。
- 止咳三针：咳嗽，气喘，干呕。
- 肺俞拔罐（气罐）：发热恶寒，恶风，咳嗽，发热。
4. 【针刺法】混元三针直刺 0.5～1 寸，利水三针、止咳三针直刺 1～1.5 寸，肺俞拔罐（气罐）。

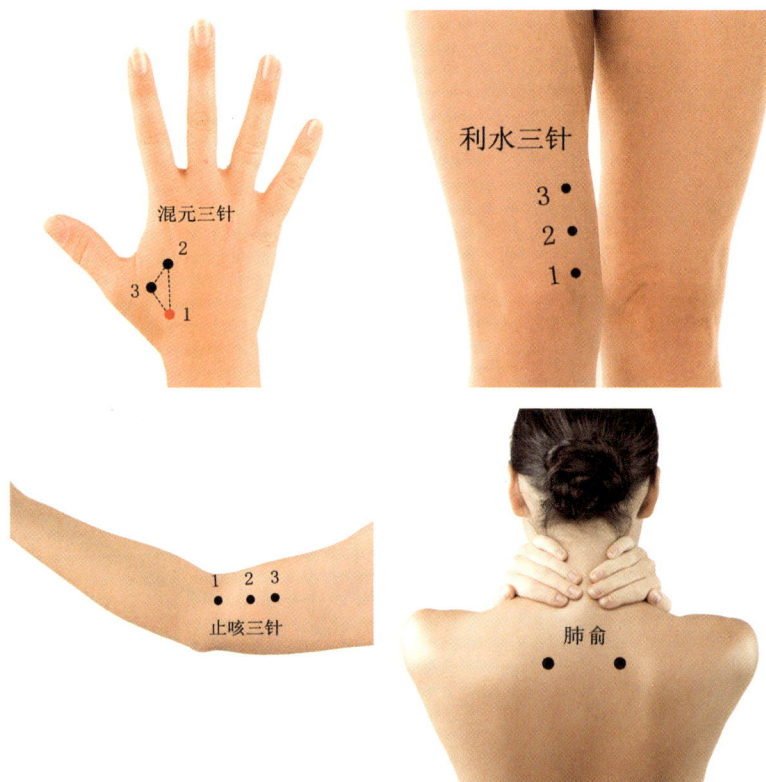

（七）小白虎针刺法

1. 【主治】治天行热病，大汗出不止，口舌干燥，饮水数升不已，脉洪大者。

2. 【针方】混元三针，大椎放血拔罐（气罐）/十宣放血/耳尖放血，胁痛针，水三针。

3. 【适应证】

• 混元三针：调气血，补元气，全身痛，发热，咽干口燥。

• 大椎放血拔罐（气罐）/十宣放血/耳尖放血：发热，咳嗽气喘，烦躁，大汗。

• 胁痛针：咳嗽气喘，烦躁。

• 水三针：口渴，咳嗽气喘，大汗，便秘。

4. 【针刺法】混元三针直刺 0.5～1 寸，大椎放血拔罐（气罐）/十宣放血/耳尖放血，胁痛针向合谷方向进针，针刺 1.5～2 寸，水三针直刺 1～1.5 寸。

5. 【取穴方法】十宣：十指微屈，在手十指尖端，距指甲游离缘 0.1 寸处。

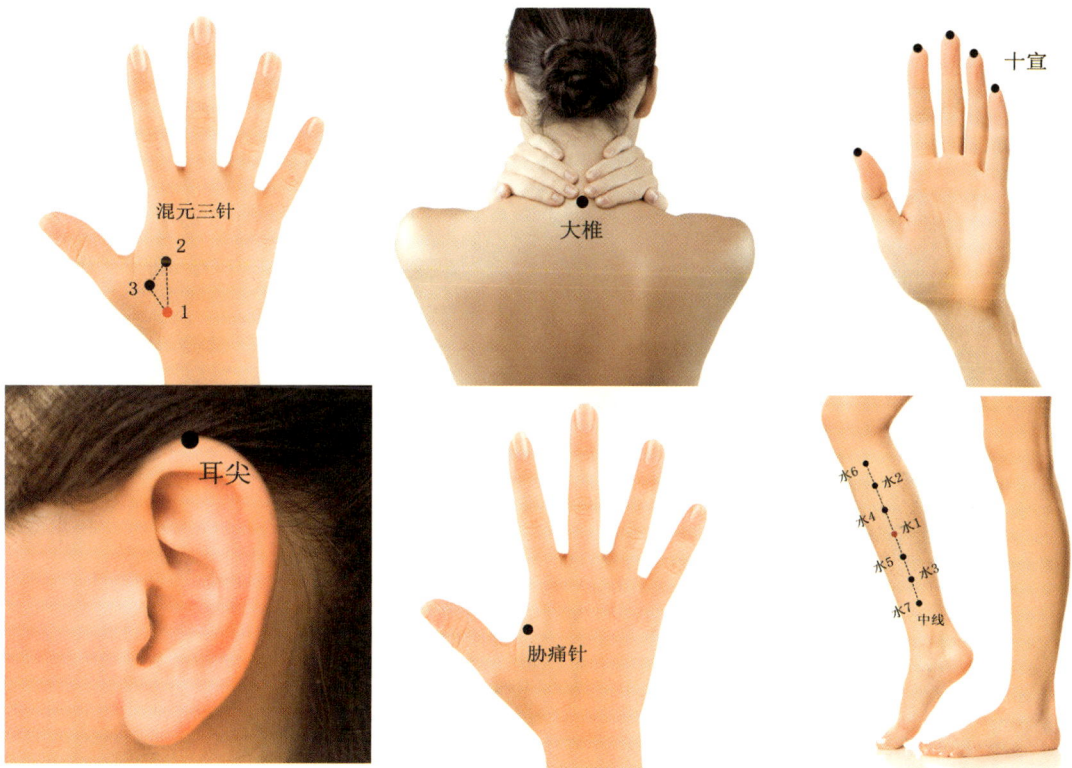

混元三针
2
3
1

大椎

十宣

耳尖

胁痛针

水6 水2
水4 水1
水5 水3
水7 中线

（八）大白虎针刺法

1. 【主治】治天行热病，心中烦热，时自汗出，舌干，渴欲饮水，时呷嗽不已，久不解者。

2. 【针方】混元三针，复溜＋太溪，肺俞拔罐（气罐），止咳三针，心门三针。

3. 【适应证】

- 混元三针：调气血，补元气，全身痛，口干，心烦。
- 复溜＋太溪：口干，口渴欲饮，大汗。
- 肺俞拔罐（气罐）：高热不退，心烦，大汗。
- 止咳三针：咳嗽气喘，肺热壅盛。
- 心门三针：神昏谵语，胃热炽盛，肝火上炎。

4. 【针刺法】混元三针、复溜、太溪直刺0.5～1寸，肺俞拔罐（气罐），止咳三针、心门三针直刺1～1.5寸。

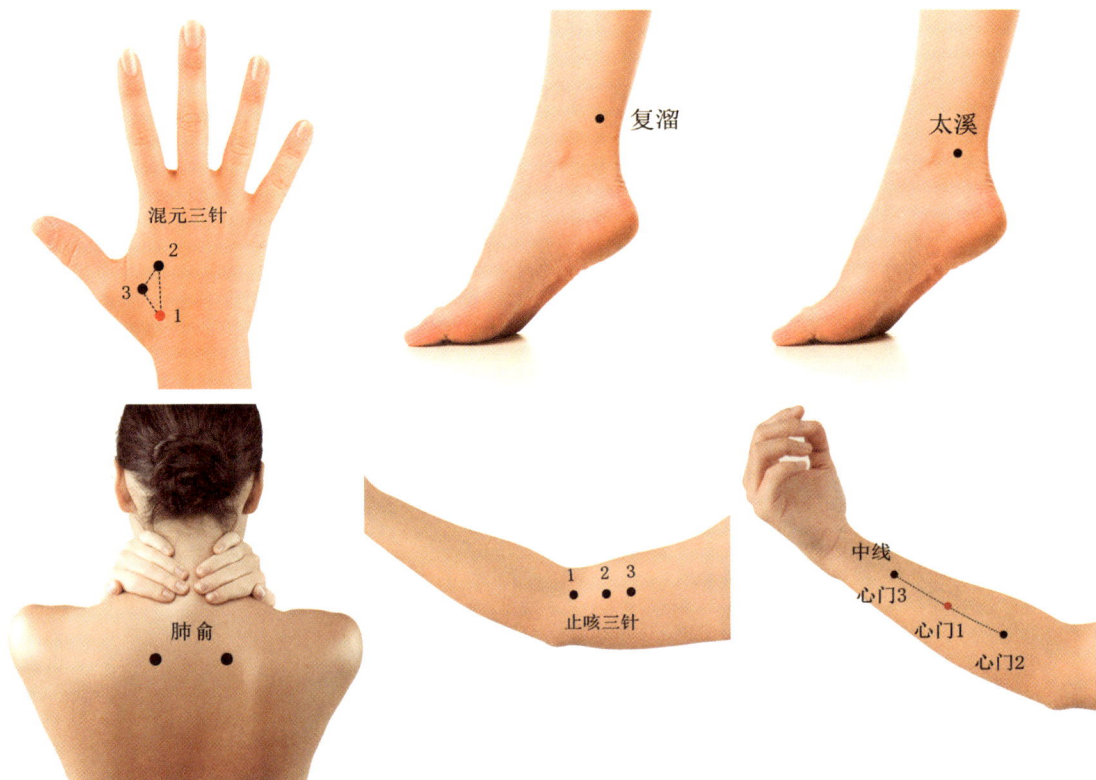

（九）小朱鸟针刺法

1. 【主治】治天行热病，心气不足，内生烦热，坐卧不安，时下利纯血。
2. 【针方】混元三针，陷谷后＋肝门3，排污口放血／委中放血，太冲。
3. 【适应证】

• 混元三针：调气血，补元气，全身痛，心慌，烦热，口舌生疮。

• 陷谷后＋肝门3：急性胃肠炎，腹痛，腰背痛，吐泻，痢疾便血，疫毒痢。

• 排污口放血／委中放血：心慌，烦热，心烦不寐，心悸怔忡，口舌生疮，小便短赤，尿道涩痛，皮肤瘙痒。

• 太冲：关节肿痛，小便短赤，尿道涩痛。

4. 【针刺法】混元三针、陷谷后、太冲直刺0.5～1寸，肝门3直刺1～1.5寸，排污口放血／委中放血。

5. 【取穴方法】

• 排污口：第一点为手立掌握拳大指背第一节中央线上的中点；第二、三点为中点上下0.25寸处。

• 委中：俯卧或站立位。在腘窝横纹中点上，当股二头肌腱与半腱肌肌腱中间。

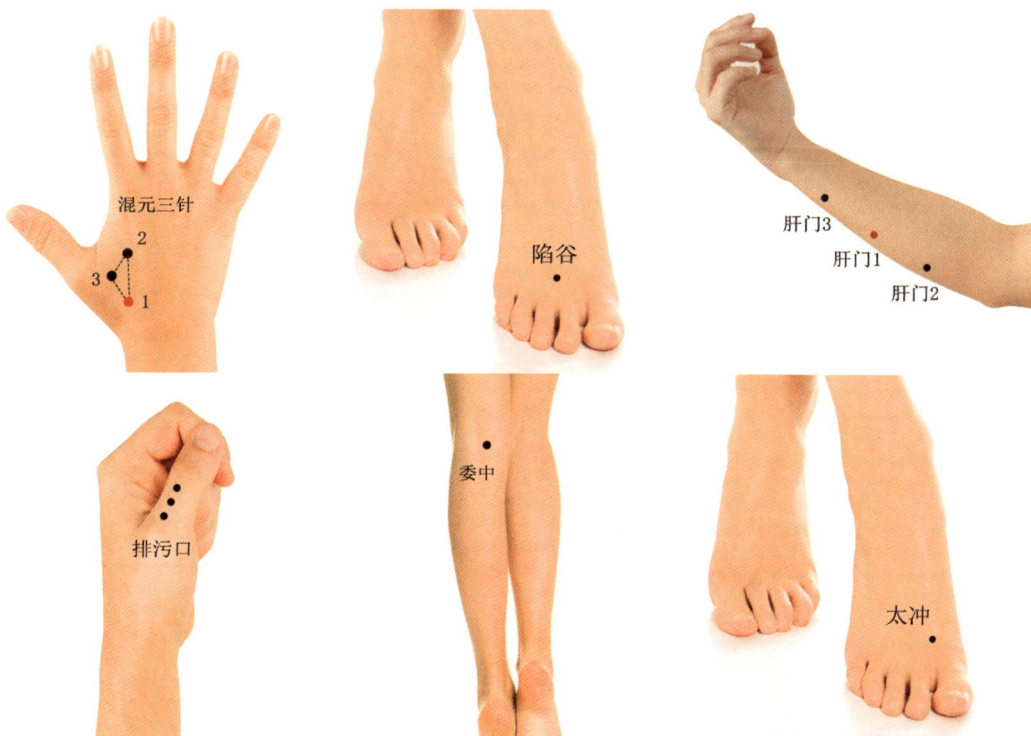

混元三针　2　3　1

陷谷

肝门3　肝门1　肝门2

排污口

委中

太冲

（十）大朱鸟针刺法

1. 【主治】治天行热病，重下，恶毒痢，痢下纯血，日数十行，羸瘦如柴，心中不安，腹中绞急，痛如刀刺者。

2. 【针方】混元三针，排污口放血／委中放血，陷谷后＋肝门3，肾门两针，利水三针。

3. 【适应证】

- 混元三针：调气血，补元气，全身痛，发热，心悸怔忡，头晕目眩。
- 排污口放血／委中放血：心烦失眠，心悸怔忡，斑疹吐衄。
- 陷谷后＋肝门3：急性胃肠炎，腹痛，腰背痛，吐泻，痢疾便血，恶毒痢。
- 肾门两针：健忘耳鸣，神昏谵语，梦遗滑精。
- 利水三针：水肿，腰膝酸软，关节肿痛。

4. 【针刺法】

混元三针、陷谷后、肾门两针直刺 0.5～1 寸，排污口放血／委中放血，肝门3、利水三针直刺 1～1.5 寸。

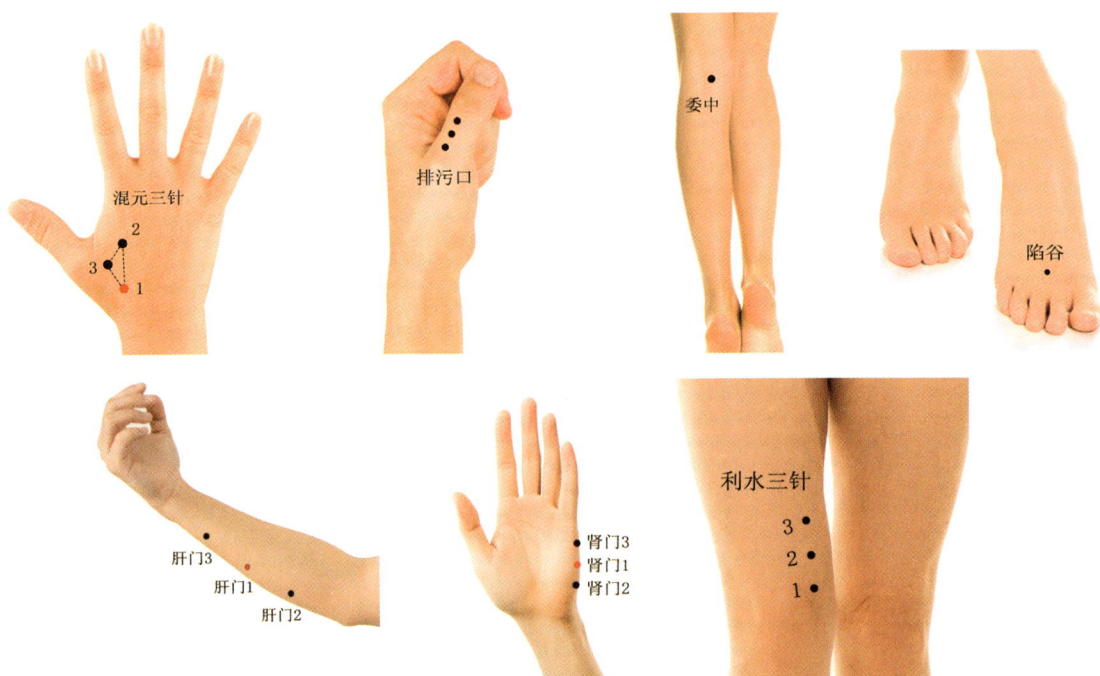

混元三针

排污口

委中

陷谷

肝门3
肝门1
肝门2

肾门3
肾门1
肾门2

利水三针

（十一）小玄武针刺法

1. 【主治】治天行病，肾气不足，内生虚寒，小便不利，腹中痛，四肢冷者。

2. 【针方】混元三针，利水三针，阴陵泉 + 三阴交。

3. 【适应证】

• 混元三针：调气血，补元气，全身痛，下肢痿痹。

• 利水三针：水肿，小便不利，失禁，眩晕心悸，下肢痿痹。

• 阴陵泉 + 三阴交：月经不调，带下，膝痛，腹胀，泄泻，咳嗽气喘。

4. 【针刺法】

混元三针直刺 0.5 ～ 1 寸，利水三针、阴陵泉、三阴交直刺 1 ～ 1.5 寸。

5. 【取穴方法】

• 阴陵泉：胫骨内侧髁下缘，胫骨内侧后髁后下方向凹陷处。

• 三阴交：侧坐或仰卧位。手四指并拢，小指下边缘紧靠内踝尖上，食指上缘所在水平线与胫骨后缘的交点。

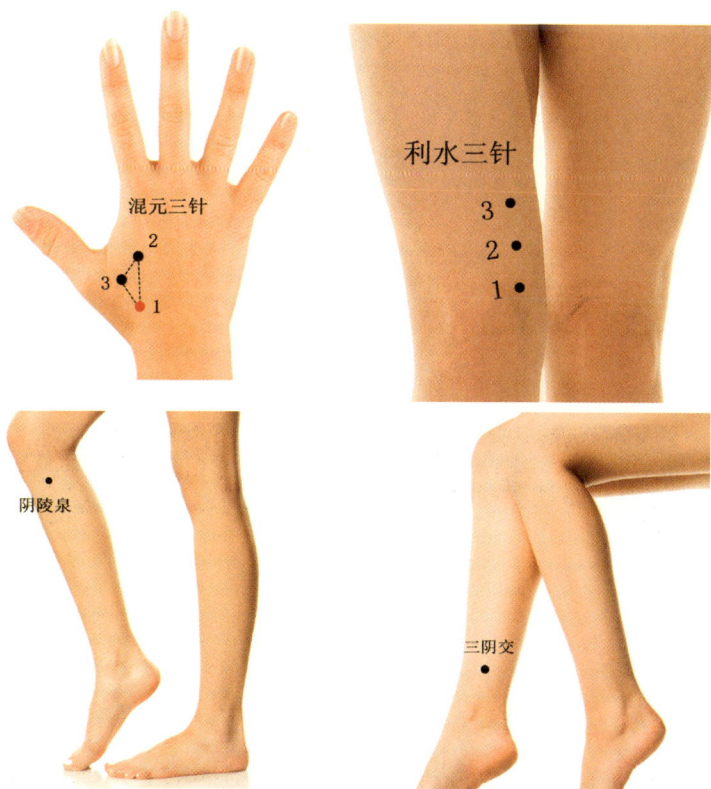

混元三针
2
3   1

利水三针
3
2
1

阴陵泉

三阴交

（十二）大玄武针刺法

1. 【主治】治肾气虚疲，少腹中冷，腰背沉重，四肢冷，小便不利，大便溏，日十余行，气惬力弱者。

2. 【针方】混元三针，利水三针，水三针，关元 + 气海。

3. 【适应证】

- 混元三针：调气血，补元气，全身痛。乏力，畏寒肢冷，心悸怔忡。
- 利水三针：水肿严重，下利清谷，小便不利。
- 水三针：小便不利，尿频，尿急，尿失禁，月经不调，腹满呕吐。
- 关元 + 气海：阳痿，遗精，早泄，宫寒，身体虚弱，神疲欲寐。

4. 【针刺法】混元三针直刺 0.5 ～ 1 寸，利水三针、水三针直刺 1 ～ 1.5 寸，关元、气海直刺 1.5 ～ 2 寸。

5. 【取穴方法】

- 关元：仰卧或正坐位。从肚脐起沿下腹部前正中线直下四横指处。
- 气海：仰卧或正坐位。从肚脐起沿下腹部前正中线直下二横指处。

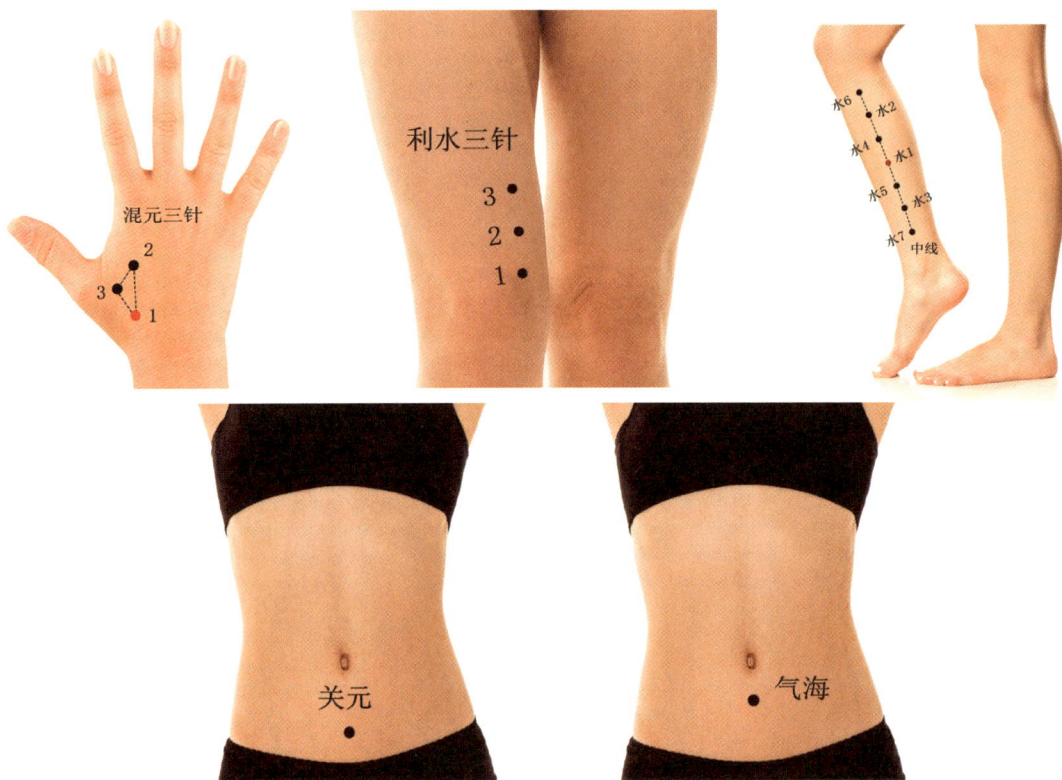

（十三）小勾陈针刺法

1. 【主治】治天行热病，脾气不足，饮食不化，腰痛，下痢者。

2. 【针方】混元三针，中脘＋内关＋足三里。

3. 【适应证】

• 混元三针：调气血，补元气，全身痛，胸胁胀满，面色苍白。

• 中脘＋内关＋足三里：胃脘冷痛，食欲不振，腹痛腹泻，胸胁胀满，呕吐，呃逆，面色苍白。

4. 【针刺法】混元三针、中脘直刺 0.5～1 寸，足三里、内关直刺 1～1.5 寸。

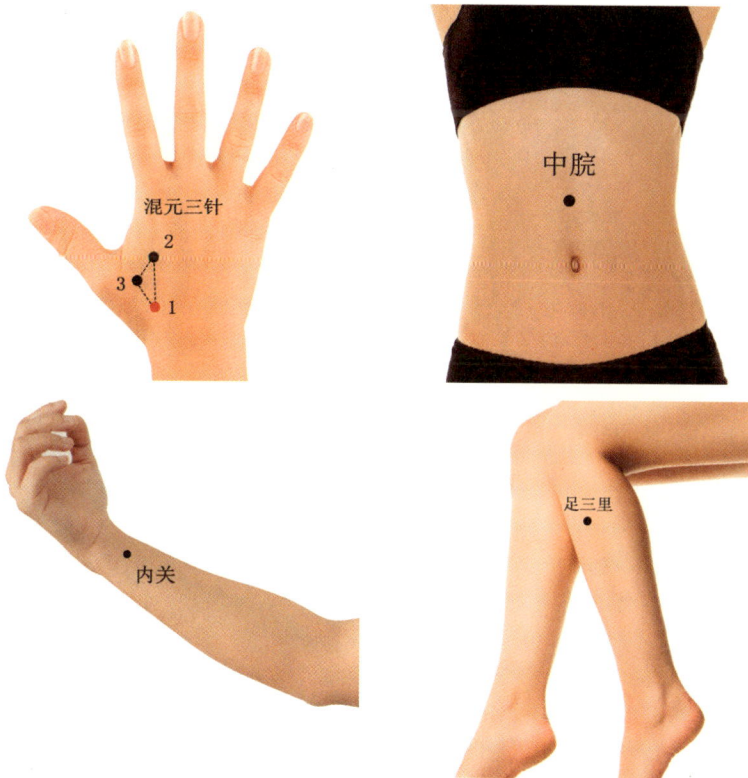

（十四）大勾陈针刺法

1. 【主治】治天行热病，脾气虚，邪热入里，腹中雷鸣切痛，呕吐下利不止者。

2. 【针方】混元三针，陷谷后＋肝门3，土三针。

3. 【适应证】

- 混元三针：调气血，补元气，全身痛，感冒，头痛，牙痛，肌肤甲错。

- 陷谷后＋肝门3：胸腹刺痛，胃脘刺痛拒按，便血紫暗，腹泻，便秘。

- 土三针：肢体困重疼痛，肌肤甲错，月经不调，肠鸣，肠炎，肠梗阻。

4. 【针刺法】混元三针、陷谷后直刺0.5～1寸，肝门3、土三针直刺1～1.5寸。

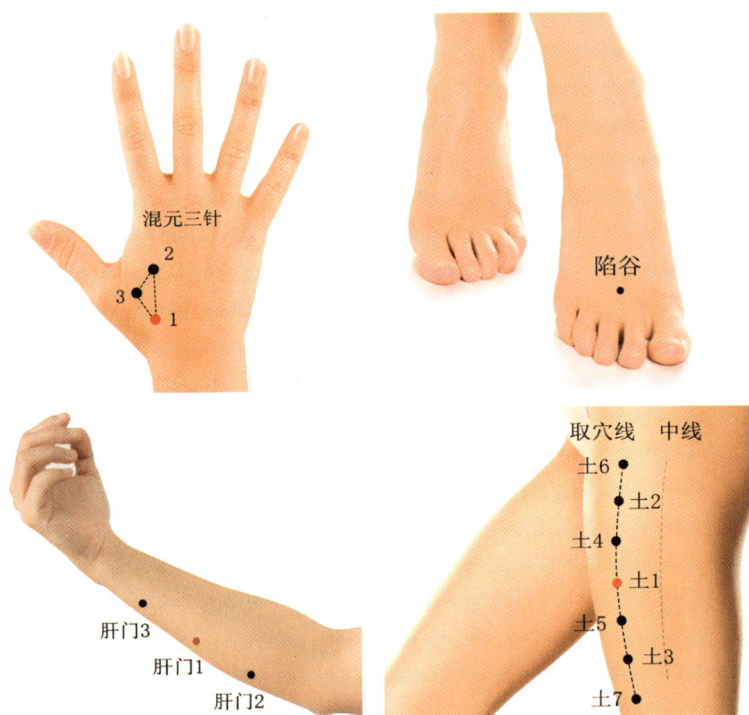

（十五）小腾蛇针刺法

1. 【主治】治天行热病，胃气素实，邪气不除，腹满而喘，汗出不止者。
2. 【针方】混元三针，陷谷后＋肝门3，中脘＋内关＋足三里。
3. 【适应证】
- 混元三针：调气血，补元气，全身痛，胁痛，感冒伴胃肠不适。
- 陷谷后＋肝门3：便秘，泄泻，腹胀腹痛。
- 中脘＋内关＋足三里：口臭，呕吐，腹胀腹痛，烦躁失眠，神志异常，感冒伴胃肠不适。
4. 【针刺法】混元三针、陷谷后、中脘直刺0.5～1寸，肝门3、内关、足三里直刺1～1.5寸。

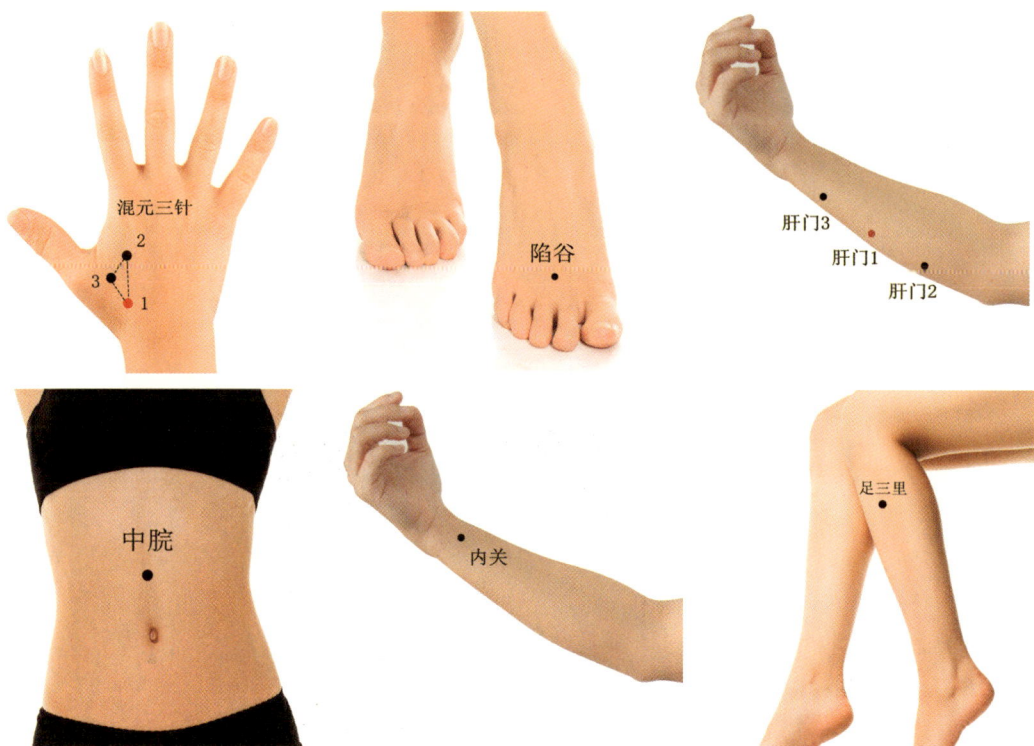

（十六）大腾蛇针刺法

1. 【主治】治天行热病，邪热不除，大腑闷结，腹中大满实，汗出而喘，时神昏不识人者。

2. 【针方】混元三针，陷谷后＋肝门3，镇静三针，胁痛针。

3. 【适应证】

- 混元三针：调气血，补元气，全身痛，高热惊厥，神昏谵语。
- 陷谷后＋肝门3：腹胀腹痛拒按，肠道功能紊乱，肠炎。
- 镇静三针：烦躁，易怒，高热惊厥，神昏谵语。
- 胁痛针：口干口臭，咽喉肿痛溃烂，胁痛，斑疹吐衄，高热惊厥，神昏谵语，易怒。

4. 【针刺法】混元三针、陷谷后直刺0.5～1寸，肝门3直刺1～1.5寸，镇静三针斜刺0.5～1寸，胁痛针向合谷方向进针，针刺1.5～2寸。

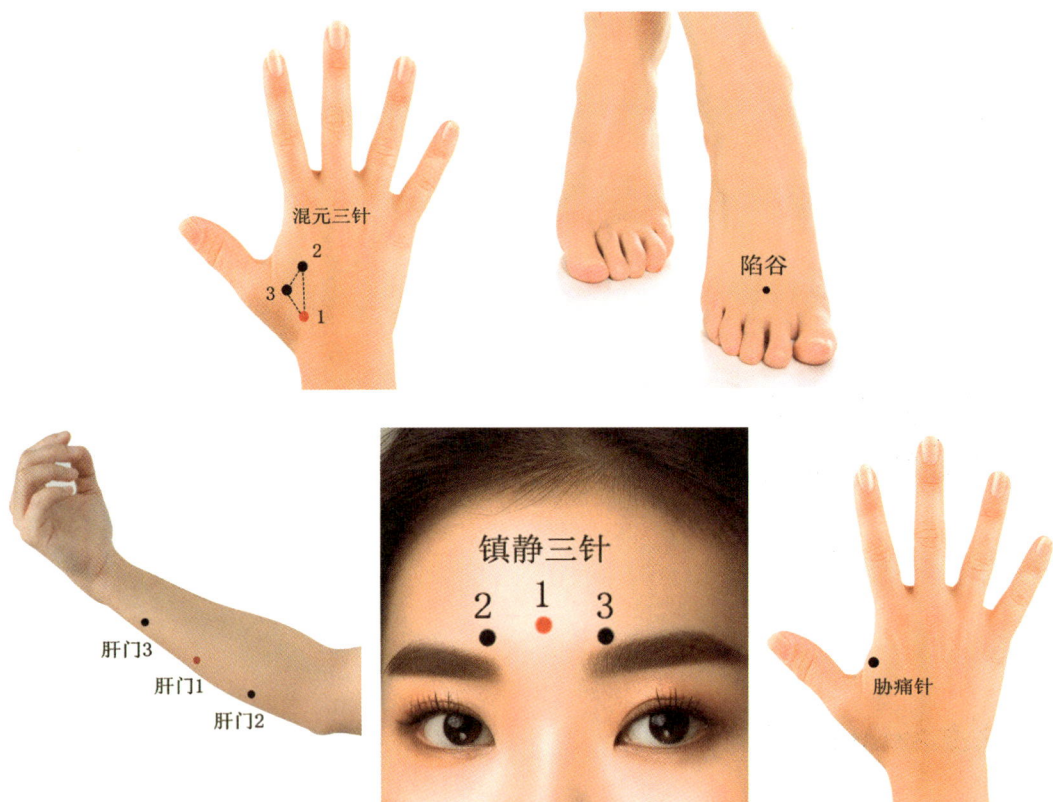

第八章 针刺五除法

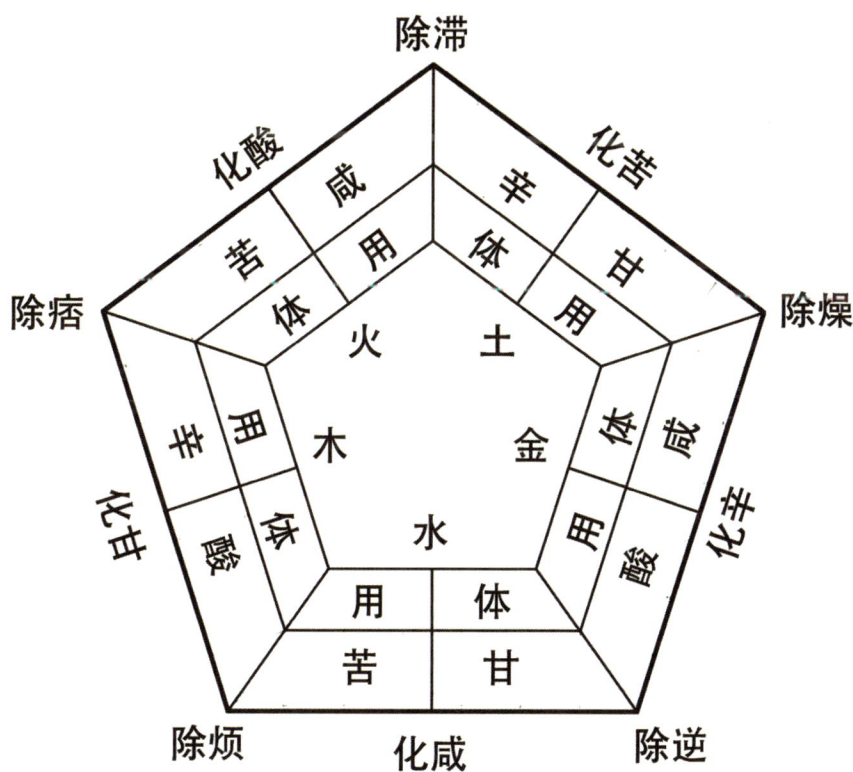

第一节 《针灸辅行诀》五除法取穴

1. 气机三针

第一针：握拳，在第四、五指的指缝间，指蹼缘的后方赤白肉际处上 0.5 寸。

第二针：中渚，握拳，在第四、五掌骨间，第四指掌指关节后方凹陷中。

第三针：握拳，在第四、五指的指缝间，指蹼缘的后方赤白肉际处向第一针，第二针方向直刺。

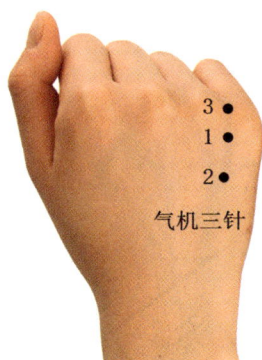

气机三针

2. 止衄针

在拇指第一掌骨之内侧缘。从腕横纹侧向指尖方向平刺 1～1.5 寸。

3. 咽喉特效

手心向上，食指，中指交叉缝上 0.5 寸贴食指进针 0.5～0.8 寸。

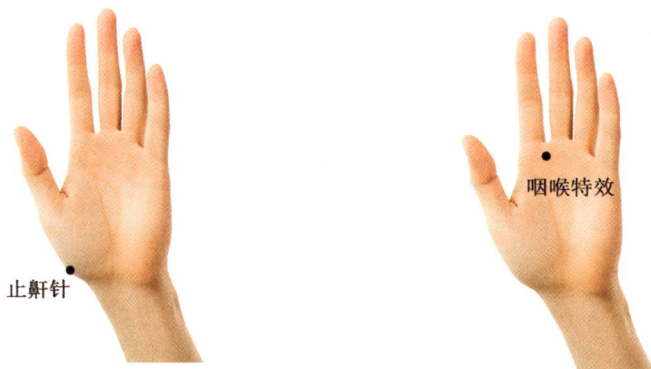

止衄针

咽喉特效

第二节 《针灸辅行诀》除"烦"

一、"烦"的表现

"烦"为心润太过，心润太过而生缓，以酸收之。从五行角度，烦证是火、木过亢，以苦补水，水克火，以酸泻木即金克木，木气衰则火气衰，所以苦酸和合可除火炎热躁动之烦。"烦"既包括情绪上的烦躁，也涉及身体上的不适，主要包括以下方面：

1. 情绪方面

• 心烦不安：这是 "烦" 最典型的情绪症状。患者会莫名地感到心里烦躁，情绪难以平静，有一种坐立不安的感觉。就像心中有一股无名之火在燃烧，无法安定下来，可能会因为一点小事就容易发脾气。

• 易激惹：情绪变得很敏感，对周围的人和事耐受性降低。比如，平时可以接受的正常声音，如电视声、他人的交谈声等，在心烦时会觉得这些声音很刺耳，容易引发愤怒或焦虑情绪。

2. 身体方面

• 手足心烦热：患者常常感觉手心和脚心发热，甚至有时会热得想要触摸凉的物体来缓解。这种热感通常是一种内在的燥热，和外感发热有所不同。同时，还会伴有心烦意乱的情绪，尤其是在夜间，手足心的烦热可能会更加明显，影响睡眠。

• 头晕目眩：心烦时可能会出现头晕的症状，感觉头部昏沉、眩晕。这是因为心烦往往伴随着气血的紊乱，头部气血供应受到影响，或者是由于内热上扰清空（头部）而导致的。目眩则是眼前可能会出现发黑、发花的现象，看东西时感觉不太清晰。

• 失眠多梦：心烦是导致失眠的一个常见原因。患者入睡困难，躺在床上思绪万千，难以平静下来进入睡眠状态。即使勉强入睡，也会多梦，睡眠质量很差。而且梦境往往比较杂乱，醒来后会感觉身心疲惫，心烦的情绪可能会更加严重。

• 口干口苦：心烦时体内的火气较盛，容易灼伤津液，导致口干。同时，胆汁的分泌和排泄可能也会受到影响，胆汁上逆而出现口苦的症状。患者会频繁地想要喝水来缓解口干，但口苦的感觉可能会持续存在。

二、除"烦"针刺法

1. 【针方】劳宫 + 神门 + 太冲，镇静三针。

2. 【适应证】

· 劳宫 + 神门 + 太冲：口干口苦，心烦不安，心中懊恼，不寐多梦，神经衰弱，手足心烦热，头晕目眩。

· 镇静三针：烦躁，易激惹，头晕目眩，不寐多梦，神经衰弱。

3. 【针刺法】劳宫直刺 0.5 ～ 0.8 寸，神门、太冲直刺 0.5 ～ 1 寸，镇静三针斜刺 0.5 ～ 1 寸。

4. 【取穴方法】劳宫：手掌朝上，第二、三掌骨之间偏于第三掌骨桡侧，握拳屈指时中指指尖所指掌心处。

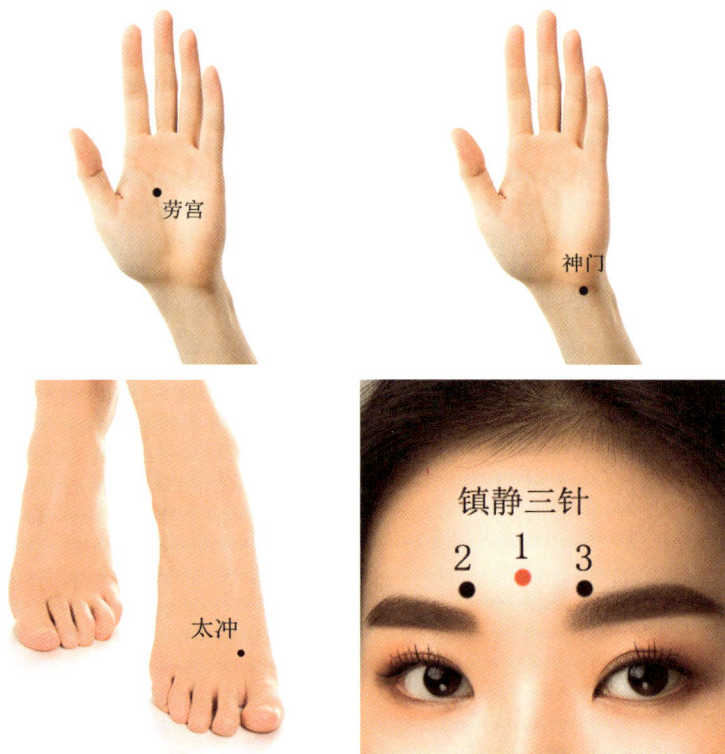

第三节 《针灸辅行诀》除"痞"

一、"痞"的表现

"痞"为脾缓太过，脾缓太过而生湿，以苦燥之。痞证是土、火过亢，用辛补木，木克土，用苦泻火即水克火，火气衰则土气衰，因此辛苦相合可除土壅之痞。"痞"有多种表现症状，主要包括以下方面：

1. 胃脘部痞满

• 自觉胀满：患者能够感觉到胃脘部（一般是上腹部，心口窝处）有胀满的感觉，好像有东西堵在那里，但是这种胀满又不同于实证的胀痛。它是一种隐隐的、持续的胀满感，有时进食后会加重，也有的空腹时比较明显。

• 按之柔软：用手按压胃脘部时，感觉比较柔软，没有明显的硬块或者压痛感特别强烈。这是和积聚等实证相区别的重要一点，积聚可能会摸到有形的包块。

• 无形可征：一般通过检查，比如影像学检查等，没有发现像肿瘤、囊肿等明显的器质性病变，主要是患者自身的一种胀满不适的感觉。

2. 胸胁部痞闷

• 胸膈满闷：感觉胸部，特别是两乳之间的区域（膻中穴附近）以及胸胁部（胸部两侧）有闷塞不畅的感觉。这种感觉可能会在情绪波动后加重。

• 呼吸不畅：由于胸胁部的气机不畅，会导致呼吸受到影响，可能会出现呼吸比较浅，或者感觉吸气不能吸到底，有一种气不够用的感觉，但又不是真正的呼吸困难，一般不伴有喘息等严重的呼吸症状。

3. 其他伴随症状

• 嗳气：经常会有嗳气的现象，也就是胃中的气体向上涌出，发出声响。这是因为胃脘部气机不畅，胃内气体不能正常下行，而向上排出。

• 恶心欲呕：有些患者会出现恶心的感觉，严重时可能会有呕吐的倾向。这是因为脾胃气机升降失常，胃气上逆导致的。

• 纳呆：食欲减退，不想吃东西。这是因为脾胃运化功能受到影响，胃脘部痞满不适，胃肠蠕动减慢，没有食欲。

• 舌苔腻：舌苔往往比较腻，可能是白腻或者黄腻。腻苔反映了体内有湿浊或者湿热等邪气，这些邪气也会影响气机的通畅，导致痞证的出现。

二、除"痞"针刺法

1. 胃脘部痞满

（1）【针方】陷谷后 + 混元 1，痞根。

（2）【适应证】

• 陷谷后 + 混元 1：心下痞满，腹胀，肠鸣矢气。

• 痞根：心下痞满，按之柔软，无形可征。

（3）【针刺法】陷谷后、混元 1 直刺 0.5～1 寸，痞根直刺 1.5～2 寸。

（4）【取穴方法】痞根：位于第一腰椎棘突下旁开 3.5 寸处。

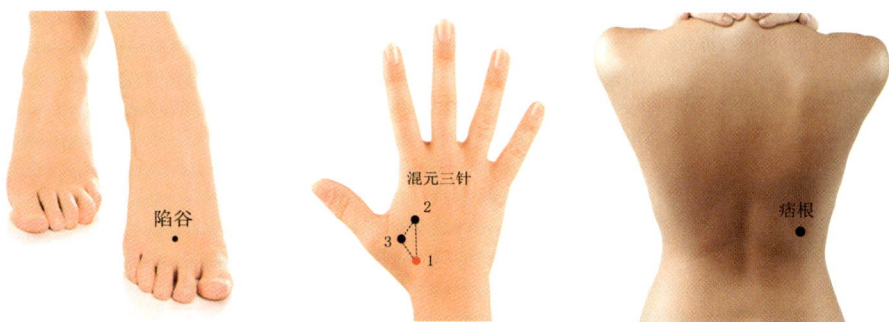

2. 胸胁部痞闷

（1）【针方】气机三针，公孙 + 内关

（2）【适应证】

• 气机三针：胸膈满闷，呼吸不畅，嗳气，恶心欲呕。

• 公孙 + 内关：纳呆，舌苔腻，嗳气，心下痞满。

（3）【针刺法】气机三针、公孙直刺 0.5～1 寸，内关直刺 1～1.5 寸。

（4）【取穴方法】公孙：第一跖骨基底的前下缘凹陷处，赤白肉际。

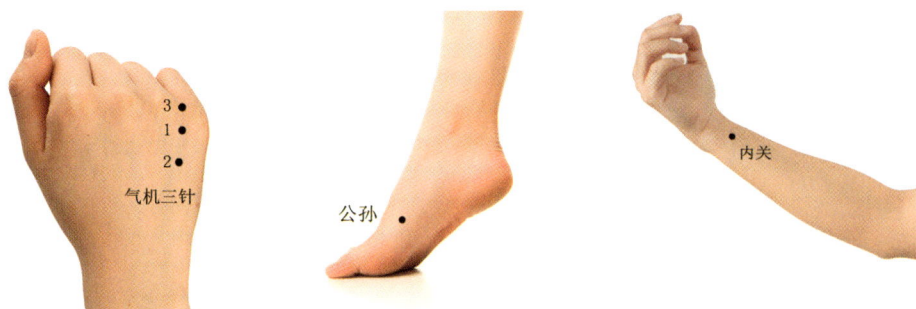

第四节 《针灸辅行诀》除"滞"

一、"滞"的表现

"滞"为肺收太过，肺收太过而生气滞，以辛散之。滞是金、土过亢，用咸补火，火克金，以辛泻土即木克土，土生金，土气衰则金气衰，故咸辛相合可除金肃杀收敛之滞。"滞" 在中医主要指气机、血液、津液等运行不畅而产生的病理状态，主要包括以下方面：

1. 气滞症状
• 胸胁胀满：这是气滞最常见的症状之一。患者会感觉胸部和胁肋部（腋下至肋骨末端）有胀满、憋闷感，就像有气体在里面膨胀，不能通畅排出。这种胀满可能会在情绪波动、生气后加重。

• 胃脘胀痛：脾胃气滞时，会出现胃脘部（上腹部）胀痛。疼痛的程度不一，有时是隐隐作痛，有时是胀痛明显，还会伴有嗳气、打嗝等症状。

• 腹部胀满：主要表现为整个腹部有胀满感，轻拍腹部可能会有 "砰砰" 的鼓音，这是因为肠道内气体积聚，导致腹部膨隆。同时，可能会伴有便秘或大便不畅的情况。

• 叹息频作：患者会不自觉地频繁叹息，感觉叹息后胸部的憋闷感能够得到暂时缓解。

2. 血瘀症状
• 疼痛：疼痛是血瘀的典型症状，表现为刺痛，疼痛部位固定，不像气滞疼痛那样游走不定。这种刺痛如同针扎一样，是因为瘀血阻滞经络，气血不通畅导致的。例如，女性痛经时，如果是血瘀型痛经，疼痛部位多在下腹部，疼痛程度较重，而且在经期前后比较稳定。

• 肿块：在体表或体内可能会出现肿块。体表的肿块一般可以触摸到，颜色可能会发紫、发青，质地较硬。体内的肿块则需要通过检查来发现，如子宫肌瘤、肝脏的瘀血性肿块等，这些肿块也是由于瘀血积聚形成的。

• 面色晦暗：患者的面色往往比较晦暗，没有光泽，就像蒙了一层灰尘一样。口唇颜色也会发暗，甚至发紫，这是因为瘀血影响了气血的运行，不能上荣于面部和口唇。

• 舌紫暗或有瘀斑：舌头是观察气血运行的重要窗口。血瘀患者的舌头颜色通常是紫暗的，且舌面上可能会有瘀斑或瘀点，这是瘀血在舌象上的直接体现。

3. 津液滞症状

• 肢体浮肿：当津液运行停滞时，水液不能正常代谢，就会积聚在肢体，导致浮肿。常见的是下肢浮肿，用手指按压后，会出现凹陷，松开手指后凹陷不能马上恢复。这是因为津液滞留在组织间隙中，导致局部肿胀。

• 痰饮形成：津液停滞会凝聚成痰饮。如果是在肺部，会出现咳嗽、咳痰的症状，痰液可能是白色的稀痰，也可能是黏稠的黄痰。如果痰饮在胃脘部，会出现胃脘痞满、恶心等症状；在经络关节处，可能会引起关节肿胀、疼痛等。

二、除"滞"针刺法

1. 气滞

（1）【针方】胁痛针，陷谷后 + 混元 1，止鼾针。

（2）【适应证】

• 胁痛针：胁痛，侧身痛，胸胁胀满，疼痛走窜不定，叹息频作。

• 陷谷后 + 混元 1：胸胁胀满，胃脘胀痛，腹部胀满，嗳气，呃逆。

• 止鼾针：打鼾。

（3）【针刺法】胁痛针向合谷方向进针，针刺 1.5～2 寸，陷谷后、混元 1 直刺 0.5～1 寸，止鼾针从腕横纹侧向指尖方向平刺 1～1.5 寸。

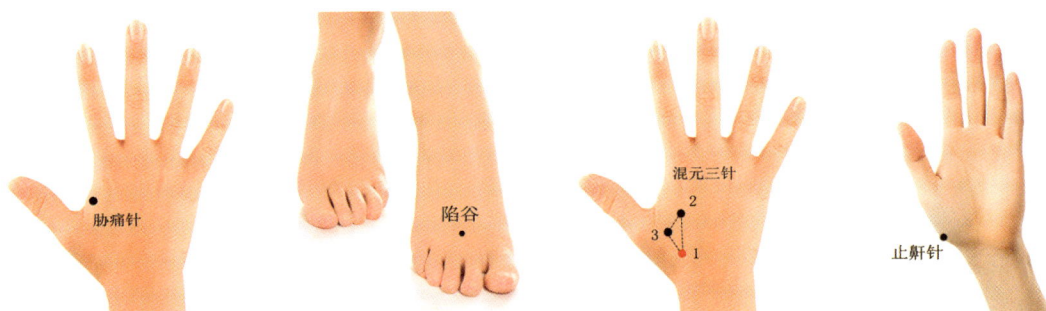

胁痛针　　　　　陷谷　　　　　混元三针　　　　止鼾针

2. 血瘀

（1）【针方】混元三针 + 太冲（双侧取穴）。

（2）【适应证】

混元三针 + 太冲：疼痛，肿块，面色晦暗，舌紫暗或有瘀斑，肌肤甲错。

（3）【针刺法】混元三针、太冲直刺 0.5 ～ 1 寸。

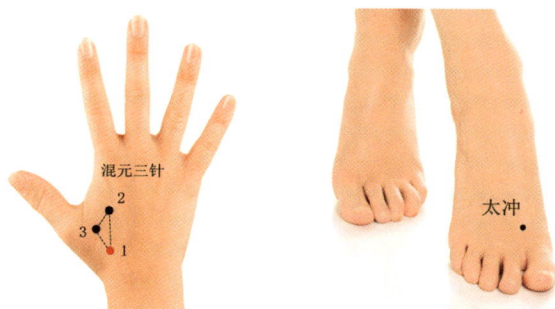

3. 津液滞

（1）【针方】利水三针，丰隆，阴陵泉。

（2）【适应证】

• 利水三针：肢体浮肿，脘腹痞胀，呕吐清涎，胃中振水音，胸胁饱满，胀痛，咳唾引痛。

• 丰隆：痰饮，口腻不渴，舌苔腻。

• 阴陵泉：肢体沉重、酸痛，头身困重。

（3）【针刺法】利水三针、丰隆、阴陵泉直刺 1 ～ 1.5 寸。

（4）【取穴方法】丰隆：位于小腿前外侧，外踝尖上八寸，距胫骨前缘两横指处。

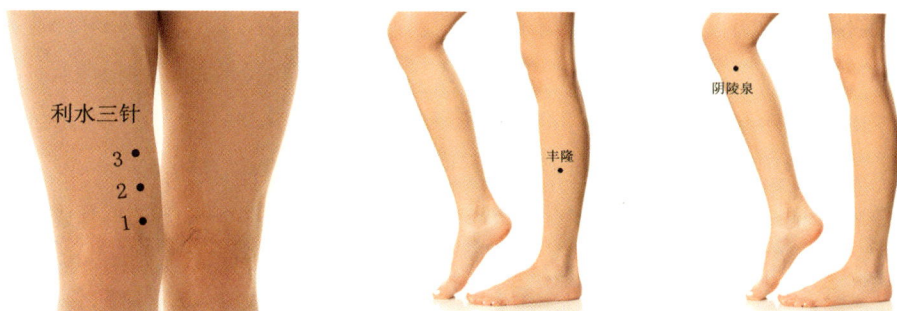

第五节 《针灸辅行诀》除"燥"

一、"燥"的表现

"燥"为肾坚太过，肾坚太过而生燥，以咸润之。燥是金、水过亢，用甘补土，土克水，用咸泻金即火克金，金生水，金气衰则水气衰，所以甘咸和合可除水过下行身体失润之燥。燥有外燥和内燥之分，主要包括以下方面：

1. 外燥症状
● 温燥（初秋）

· 发热微恶风寒：在感受温燥之邪初期，身体会出现发热，体温可能会升高，同时轻微地怕风、怕冷。这是因为温燥之邪侵袭肌表，使体表的卫气与之抗争，就像有外敌入侵，身体的防御系统开始启动。

· 头痛少汗：燥邪犯表，头部脉络气血不畅，引发头痛。而且因为燥邪会使肌肤腠理变得干燥，所以出汗减少。

· 干咳或痰少而黏：燥邪最易伤肺，肺失去滋润，肺气上逆，就会导致咳嗽。温燥伤肺，使得肺津被灼，痰液变得黏稠，或者干咳无痰。

· 咽干口燥：咽喉和口腔是肺津所及之处，温燥之邪耗伤津液，导致咽喉、口腔干燥。

· 心烦口渴：温燥容易化火，扰乱心神，使人感到心烦。同时，津液损伤导致口渴，总想要喝水来缓解干燥的感觉。

· 舌边尖红、苔薄白或薄黄：这是因为温燥之邪在表，舌尖和边部红是心肺有热的表现，而苔薄白或薄黄是邪在卫分的特征。

● 凉燥（深秋）

· 恶寒重发热轻：凉燥之邪性质偏寒，人体受邪后，怕冷的症状比较明显，而发热相对较轻。

· 头痛无汗：头痛，由于凉燥收引，腠理闭塞更严重，所以基本无汗。

· 咳嗽痰稀：凉燥伤肺，肺气失宣而咳嗽，同时因为是凉燥，痰液不像温燥时那么黏稠，而是比较清稀。

- 鼻塞咽干：凉燥使肺气失和，鼻窍不通而鼻塞。咽干也是因为燥邪损伤津液。
- 苔薄白而干：苔薄白是有寒邪的表现，而干燥是燥邪的特征。

2. 内燥症状

- 皮肤干燥粗糙：内燥主要是体内津液亏损，不能滋润肌肤，皮肤失去濡养，变得干燥、缺乏弹性，甚至出现脱屑、瘙痒等情况。
- 口唇干裂：津液不能上荣于口唇，导致嘴唇干裂、起皮，严重时还会出现裂口、出血。
- 咽喉干痛：咽喉部失于津液的濡润，产生干燥、疼痛的感觉，尤其在吞咽时疼痛可能会加剧。
- 大便干结：肠道失去津液的润滑，大便变得干燥、硬结，难以排出。
- 毛发干枯：毛发的生长也需要津液的滋养，内燥时，毛发会失去光泽、变得干枯易折断。

二、除"燥"针刺法

1. 温燥

（1）【针方】止咳三针，复溜 + 太溪，咽喉特效。

（2）【适应证】

- 止咳三针：干咳或痰少而黏，咽干口燥，气喘。
- 复溜 + 太溪：干咳或痰少而黏，咽干口燥，心烦，舌边尖红，苔薄白或薄黄。
- 咽喉特效：咽干口燥，咳嗽，咽喉水肿，扁桃体肿大。

（3）【针刺法】止咳三针直刺 1 ～ 1.5 寸，复溜、太溪直刺 0.5 ～ 1 寸，咽喉特效直刺 0.5 ～ 0.8 寸。

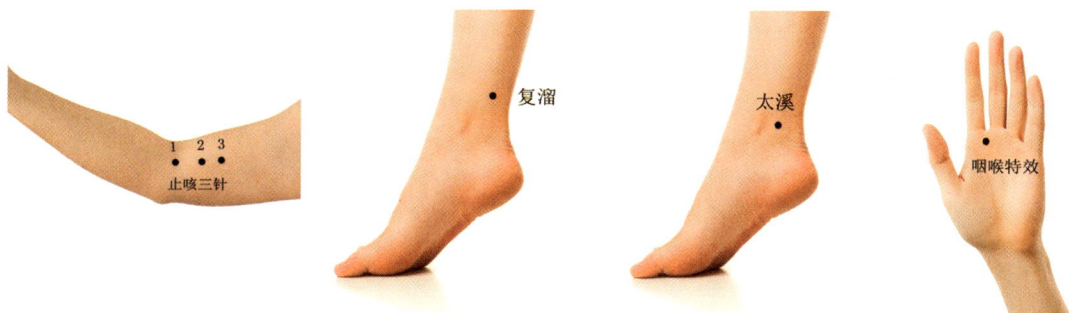

2. 凉燥

（1）【针方】止咳三针，咽喉特效，混元三针。

（2）【适应证】

· 止咳三针：鼻塞咽干，过敏性鼻炎，鼻窦炎，咳嗽痰稀，苔薄白而干，胸痛。

· 咽喉特效：咳嗽，气喘，干咳。

· 混元三针：调气血，补元气。恶寒重发热轻，头痛无汗，感冒，全身痛。

（3）【针刺法】止咳三针直刺 $1 \sim 1.5$ 寸，咽喉特效直刺 $0.5 \sim 0.8$ 寸，混元三针直刺 $0.5 \sim 1$ 寸。

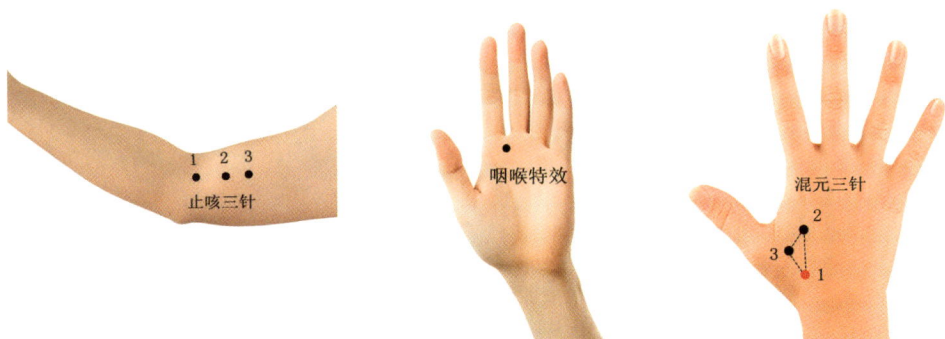

3. 内燥

（1）【针方】太溪 + 复溜 + 照海，咽喉特效，土三针 + 血海 + 曲池。

（2）【适应证】

· 太溪 + 复溜 + 照海：干咳无痰，痰中带血，口唇干裂，大便干结，皮肤干燥粗糙，脱屑，瘙痒，搔抓后可见抓痕、血痂。

· 咽喉特效：干咳无痰，鼻燥咽干，咽喉干痛。

· 土三针 + 血海 + 曲池：皮肤干燥粗糙，脱屑，瘙痒，搔抓后可见抓痕、血痂，毛发干枯。

（3）【针刺法】太溪、复溜、照海、血海直刺 $0.5 \sim 1$ 寸，咽喉特效直刺 $0.5 \sim 0.8$ 寸，土三针、曲池直刺 $1 \sim 1.5$ 寸。

（4）【取穴方法】血海：屈膝，髌骨内上缘上方二寸处，当股四头肌内侧头的隆起处。或患者屈膝，以手掌按于髌骨上，第二至五指向上伸直，拇指约呈 45° 斜置，拇指尖下处。

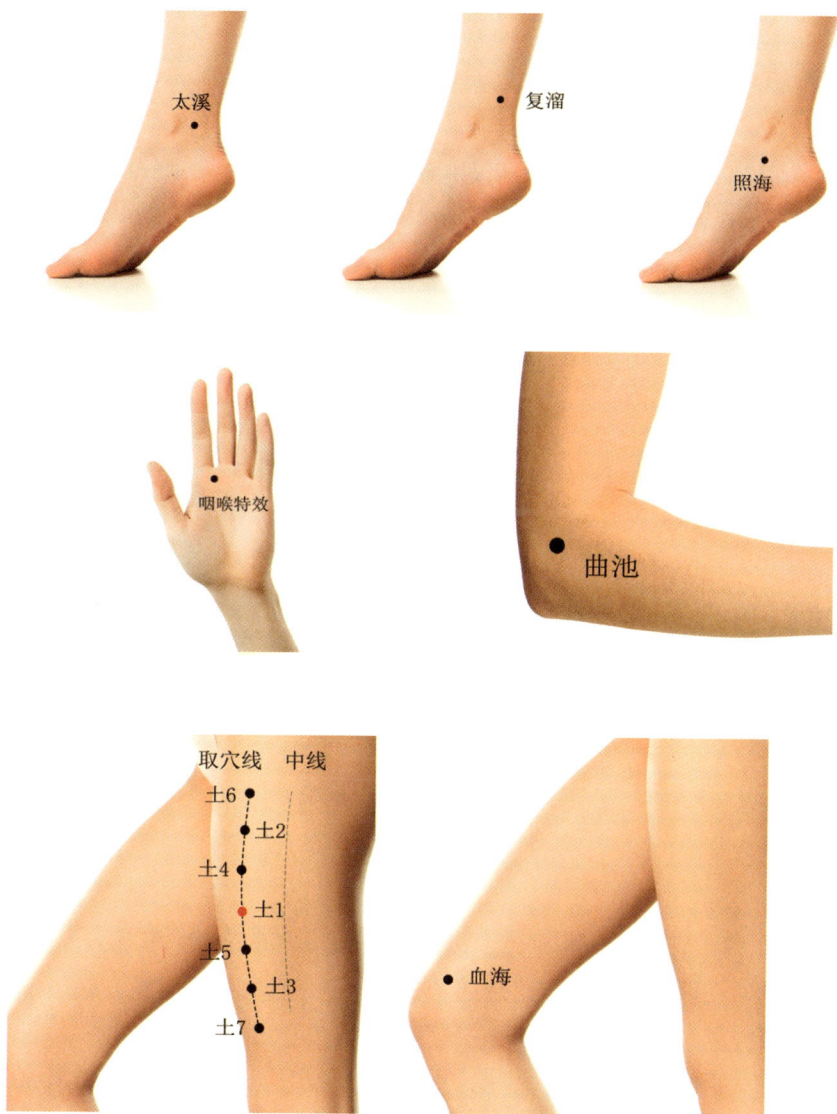

太溪

复溜

照海

咽喉特效

曲池

取穴线　中线

土6
土2
土4
土1
土5
土3
土7

血海

第六节 《针灸辅行诀》除"逆"

一、"逆"的表现

"逆"可理解为肝之病候，肝散太过而生急等，痉也与肝相关，以甘缓之。从五行看，酸补金，金克木，甘泄水，水气衰则木气衰，故酸甘和合可除木生发上亢之逆。常见的有气逆、血逆、水逆等，主要包括以下方面：

1.气逆
● 肺气逆
• 咳嗽气喘：肺气以降为顺，当肺气上逆时，最常见的症状是咳嗽和气喘。咳嗽可能是频繁的干咳，也可能伴有咳痰，痰液的多少和性质因病情而异。气喘表现为呼吸急促、困难，患者可能会感觉气息不够用，在活动后或者情绪激动时症状更加明显。

• 胸满闷胀：肺气逆还会导致胸部胀满、憋闷的感觉。就像有一股气在胸腔内积聚，无法顺畅排出，使得胸部有一种压迫感，有时可能会伴有疼痛。

● 胃气逆
• 恶心呕吐：胃气本应下行，推动食物在胃肠中正常消化和传导。当胃气上逆时，会出现恶心的感觉，严重时会发生呕吐，呕吐物可能是胃内容物、未消化的食物，甚至可能会有胆汁。

• 嗳气呃逆：嗳气是胃中的气体向上涌出，发出声响，通常频率较高。呃逆则是膈肌痉挛引起的，会发出 "呃" 的声音，持续不断，令人不适。

● 肝气逆
• 头痛头胀：肝气上逆，气血随之上行，最容易引起头部的症状。患者会感到头痛，这种头痛的部位通常在两侧的太阳穴附近或者头顶，是一种胀痛的感觉，好像头部有一股力量在向外膨胀。

• 烦躁易怒：由于肝气逆乱，情绪也会受到很大影响。患者会变得烦躁不安，容易发怒，一点小事就可能引发强烈的情绪反应，而且很难自我控制。

2. 血逆

● 吐血衄血

血逆主要是指血液逆行，最常见的症状是吐血和衄血。吐血是血从口中吐出，可能是大量涌出，也可能是少量血丝夹杂在痰液中。衄血包括鼻出血和牙龈出血等，血液通常是鲜红的，这是因为气血逆乱，血不循经，溢出脉外导致的。

3. 水逆

• 呕吐清水：水逆主要是指水液的运行逆乱。常见症状是频繁呕吐清水，这种清水可能是胃中的津液，也可能是饮水后直接呕吐出来，同时可能伴有胃脘部的胀满和不适。

• 口渴不欲饮：比较特殊的是，患者虽然有呕吐清水的症状，但却感觉口渴，不过又不想喝水或者饮水后症状加重。这是因为体内水液运行失常，水液不能正常代谢和吸收导致的。

二、除"逆"针刺法

1. 气逆之肺气逆

（1）【针方】止咳三针，胁痛针。

（2）【适应证】

• 止咳三针：咳嗽气喘。

• 胁痛针：胸满闷胀。

（3）【针刺法】止咳三针直刺 1 ～ 1.5 寸，胁痛针向合谷方向进针，针刺 1.5 ～ 2 寸。

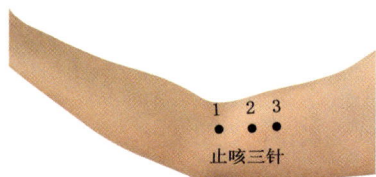

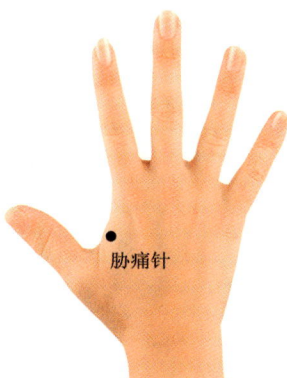

1 2 3
止咳三针

胁痛针

2. 气逆之胃气逆

（1）【针方】中脘 + 内关 + 足三里。

（2）【适应证】

• 中脘 + 内关 + 足三里：恶心呕吐，嗳气呃逆，干呕。

（3）【针刺法】内关、足三里直刺 1 ～ 1.5 寸，中脘直刺 0.5 ～ 1 寸。

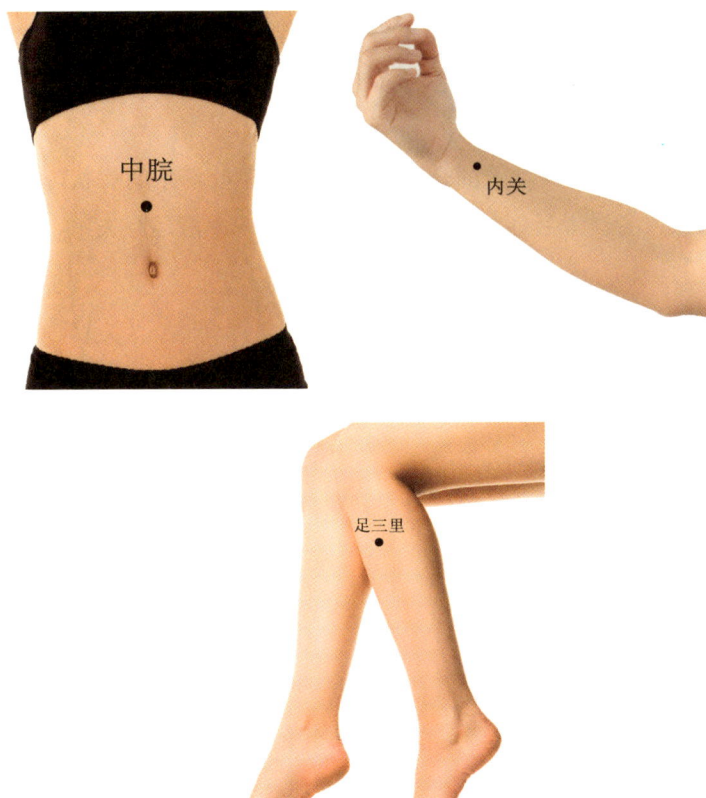

3. 气逆之肝气逆

（1）【针方】胁痛针，混元三针。

（2）【适应证】

• 胁痛针：胁痛，侧身痛，胸胁胀满，烦躁易怒，抑郁焦虑。

• 混元三针：调气血，补元气，全身痛，头痛头胀，面红目赤。

（3）【针刺法】胁痛针向合谷方向进针，针刺 1.5 ～ 2 寸，混元三针直刺 0.5 ～ 1 寸。

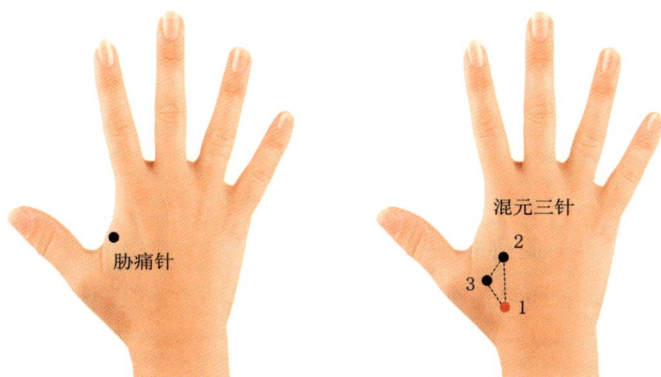

胁痛针　　　混元三针
2
3
1

4. 血逆

（1）【针方】水三针，混元三针＋太冲（双侧）。

（2）【适应证】

• 水三针：便血崩落，尿血，吐血衄血。

• 混元三针＋太冲：疼痛，肿块，面色晦暗，舌紫暗或有瘀斑，肌肤甲错。

（3）【针刺法】水三针直刺 $1 \sim 1.5$ 寸，混元三针、太冲直刺 $0.5 \sim 1$ 寸。

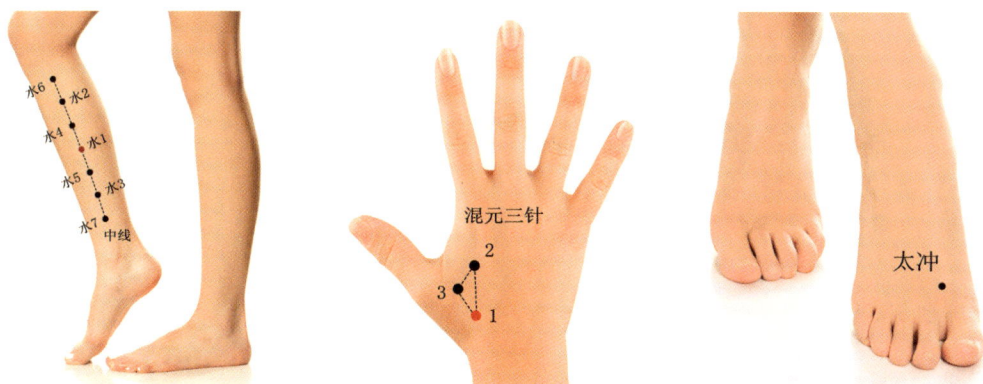

水6　水2
水4　水1
水5　水3
水7　中线

混元三针
2
3
1

太冲

5. 水逆

（1）【针方】利水三针，陷谷后＋肝门3。

（2）【适应证】

• 利水三针：肢体浮肿，胸胁饱满，胀痛，咳唾引痛，小便不利。

• 陷谷后＋肝门3：腹胀腹痛拒按，肠道功能紊乱，肠炎，脘腹痞胀，呕吐清涎，胃中振水音。

（3）【针刺法】利水三针、肝门3直刺1～1.5寸，陷谷后直刺0.5～1寸。

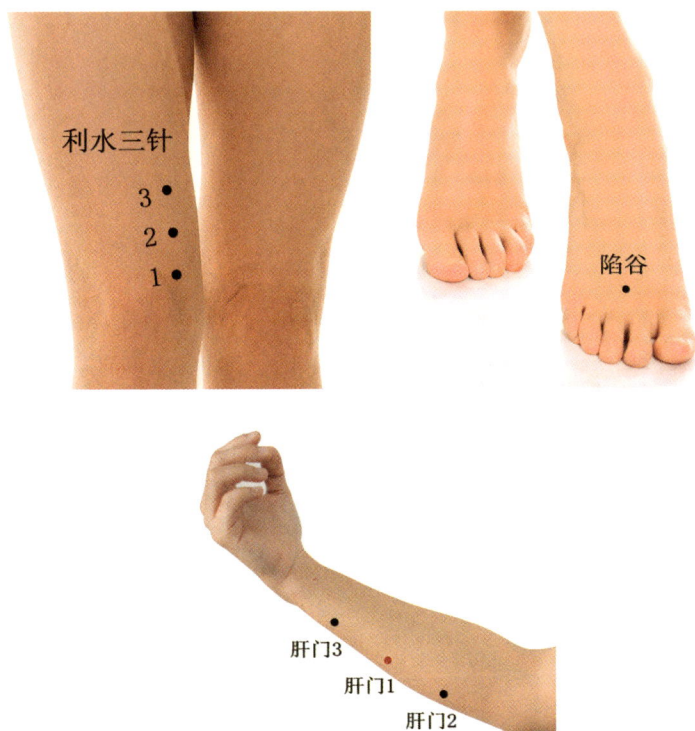

利水三针

3
2
1

陷谷

肝门3
肝门1
肝门2

第九章　针刺救五脏中恶卒死法

陶经隐居云：中恶卒死者，皆脏气被壅，致令内外隔绝所致也。

神仙有开五窍以救卒死中恶之方五首。

《辅行诀脏腑用药法要》中的救卒死方主要是通过开五窍来救治中恶卒死。具体为：点眼以通肝气，吹鼻以通肺气，着舌而通心气，启喉以通脾气，熨耳以通肾气。

第一节　点眼以通肝气针刺法

【主治】

治跌仆，臀腰挫闪，气血着滞，作痛一处，不可欠伸、动转者。

【针方】

胁痛针，混元三针，木三针。

【适应证】

胁痛针：胁痛，侧身痛，胸胁胀满。

混元三针：调气血，补元气，全身痛，突然昏迷。

木三针：目睛上视，目赤肿痛，目生翳障，闪腰岔气，牙关紧闭，肢体强痉，腰痛，肌肉痉挛，不可屈伸。

【针刺法】

胁痛针向合谷方向进针，针刺 1.5～2 寸，混元三针直刺 0.5～1 寸，木三针直刺 1～1.5 寸。

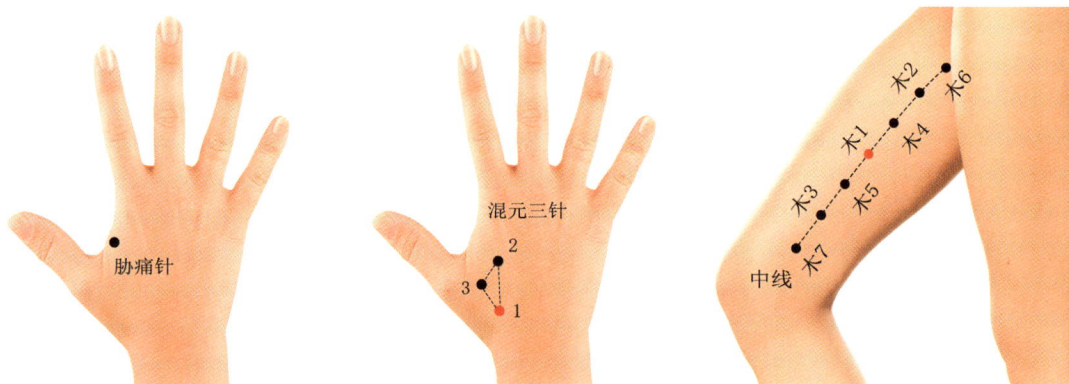

第二节　吹鼻以通肺气针刺法

【主治】

治诸凡卒死，息闭不通者。

【针方】

十宣放血，内关＋太冲。

【适应证】

十宣放血：突然昏厥，呼吸异常，中毒闭窍，溺水窒息呼吸不畅，呼吸停止。

内关＋太冲：痰浊闭肺，，跌打损伤闭气。

【针刺法】

十宣放血，内关直刺 1～1.5 寸，太冲直刺 0.5～1 寸。

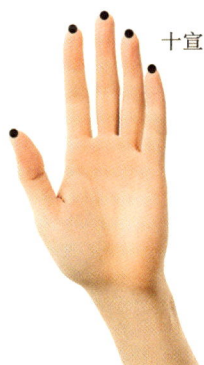

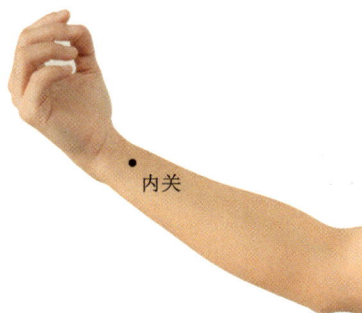

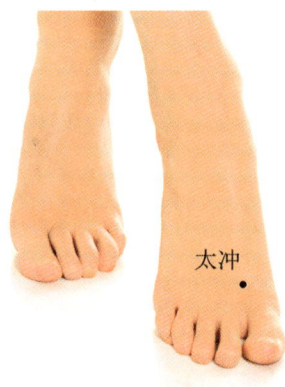

十宣

内关

太冲

第三节　着舌而通心气针刺法

【主治】

治中恶，急心痛，手足逆冷者，顷刻可杀人，看其人唇舌青紫者及指甲青冷者。

【针方】

心门三针，混元三针。

【适应证】

心门三针：急心痛，唇舌青紫，指甲青冷，胸痹心痛，手足逆冷，晕厥，神志恍惚，心悸怔忡。

混元三针：调气血，补元气，全身痛，心胸剧痛，肢体麻木。

【针刺法】

心门三针直刺 1～1.5 寸，混元三针直刺 0.5～1 寸。

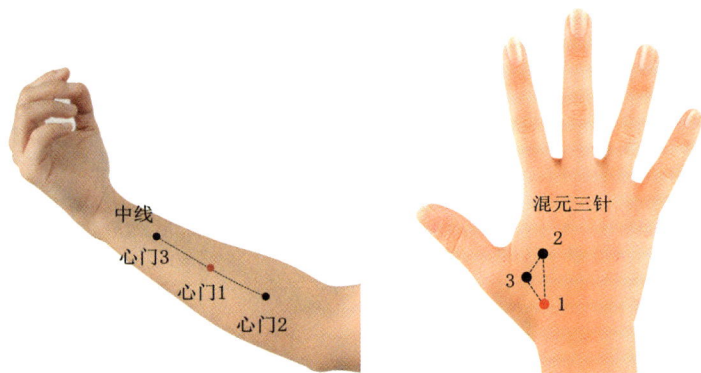

第四节　启喉以通脾气针刺法

【主治】

治过食难化之物，或异品有毒，宿积不消，毒势攻注，心腹痛如刀搅。

【针方】

陷谷后 + 肝门 3，混元三针。

【适应证】

陷谷后 + 肝门 3：食物中毒，积食，胸腹疼痛。胃脘胀满，呕吐酸腐，腹痛拒按。

混元三针：调气血，补元气，全身痛，胸闷气短，肢体困重。

【针刺法】

陷谷后、混元三针直刺 0.5～1 寸，肝门 3 直刺 1～1.5 寸。

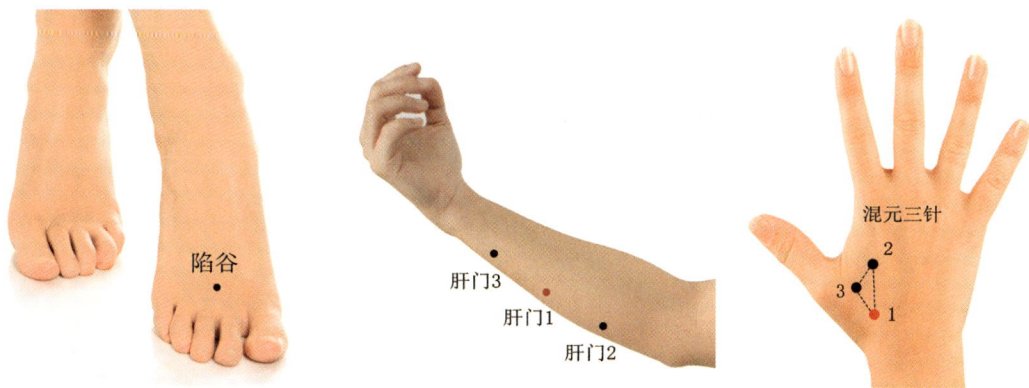

第五节　熨耳以通肾气针刺法

【主治】

救饮水过，小便闭塞，涓滴不通方。治梦魇不寤。

【针方】

利水三针，神门＋内关＋三阴交。

【适应证】

利水三针：水肿，小便闭塞。

神门＋内关＋三阴交：梦魇不寐，多梦。

【针刺法】

神门直刺 0.5～1 寸，利水三针、内关、三阴交直刺 1～1.5 寸。

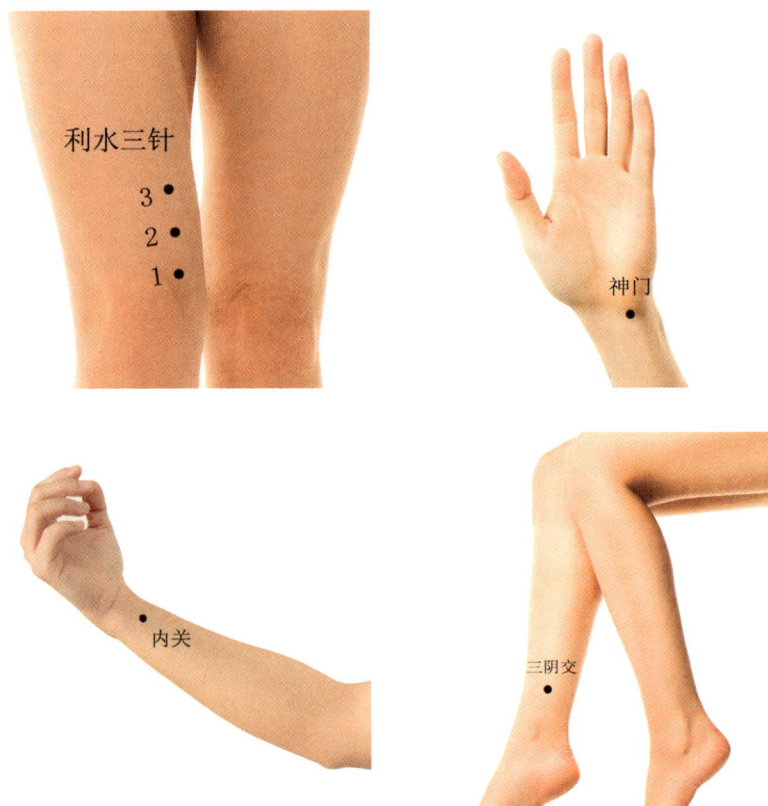

第十章

针灸辅行诀

针刺特效穴

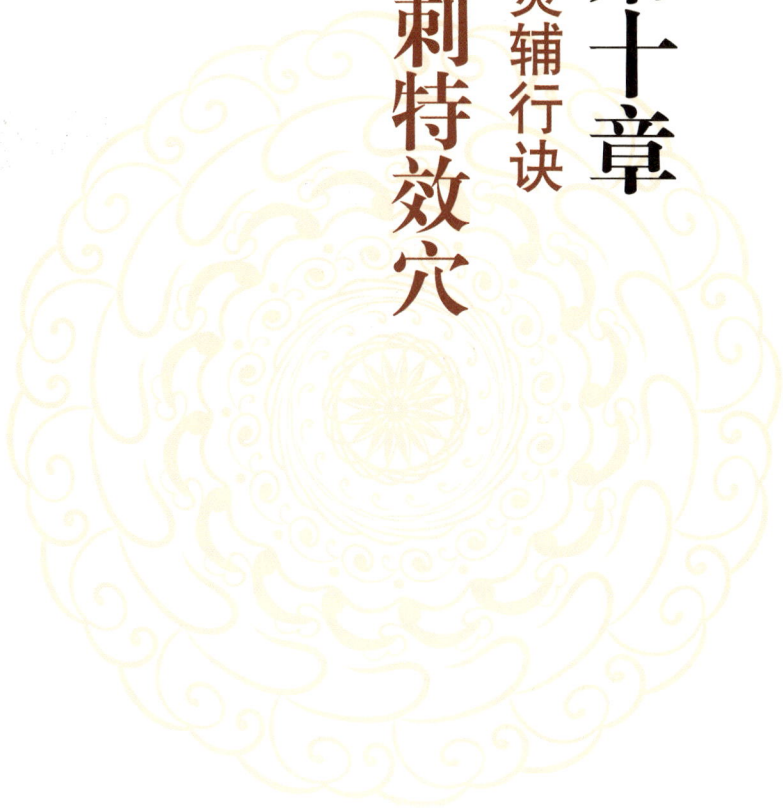

《针灸辅行诀》特效穴是我们经过多年的临床实践与深入研究，秉承"大道至简"的理念，将复杂的治疗原理与丰富的实践经验相结合，最终总结并归纳出一套高效、精准的特效针法。这一针法不仅凝聚了传统医学的智慧，更经过大量临床验证，具有显著的疗效与广泛的应用价值。其简洁而精妙的设计，旨在以最直接的方式解决病痛，为患者带来快速而持久的康复效果。

1. 木三针 + 火 1

【适应证】降心火，单纯疱疹，口腔溃疡。

【针刺法】木三针、火 1 直刺 1 ～ 1.5 寸。

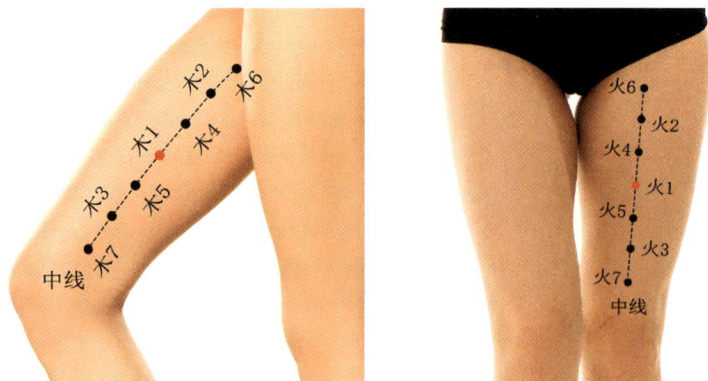

2. 木 3 + 木 5 + 木 7

【适应证】胆结石，目睛发黄，皮肤黄染，右胁肋疼痛。

【针刺法】木 3、木 5、木 7 直刺 1 ～ 1.5 寸。

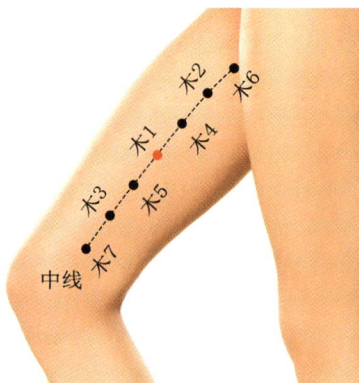

3. 木 1 + 液门

【适应证】眼干眼痒、目赤肿痛、眼花。

【针刺法】木 1、液门直刺 1 ～ 1.5 寸。

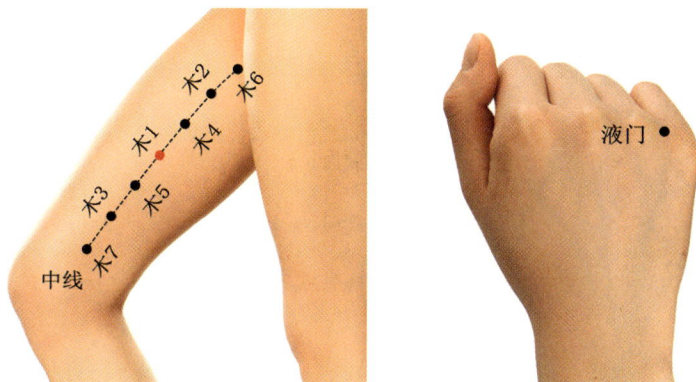

4. 木 1 + 复溜

【适应证】干眼症，飞蚊症。

【针刺法】木 1 直刺 1 ～ 1.5 寸，复溜直刺 0.5 ～ 1 寸。

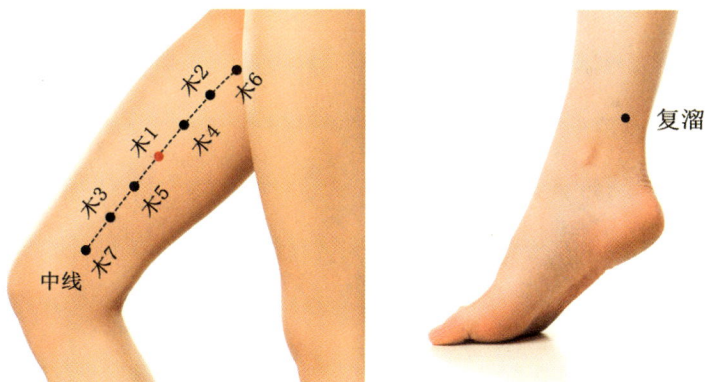

5. 木三针 + 脾门三针

【适应证】升白细胞。

【针刺法】木三针、脾门三针直刺 1 ～ 1.5 寸。

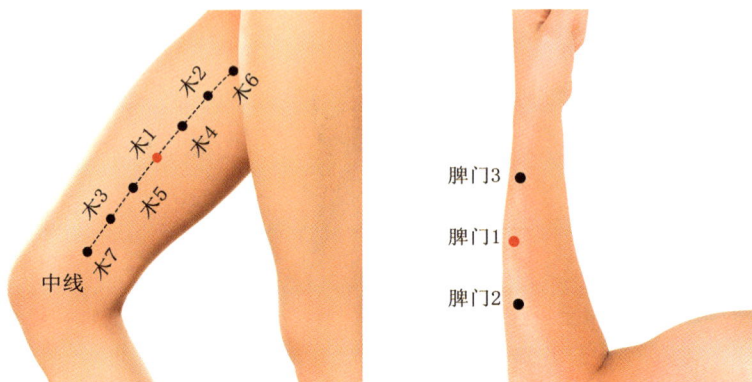

6. 木三针 + 金 3

【适应证】治全身游走性疼痛，风湿类痛。

【针刺法】木三针、金 3 直刺 1 ～ 1.5 寸。

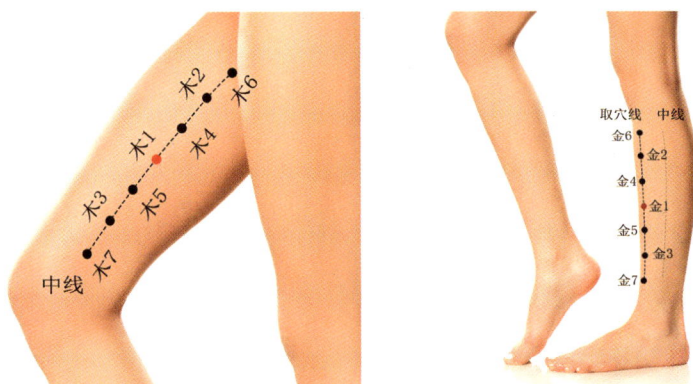

7. 陷谷后＋肝门 3（对侧）

【适应证】各种腹泻。

【针刺法】陷谷后直刺 0.5～1 寸，肝门 3 直刺 1～1.5 寸。

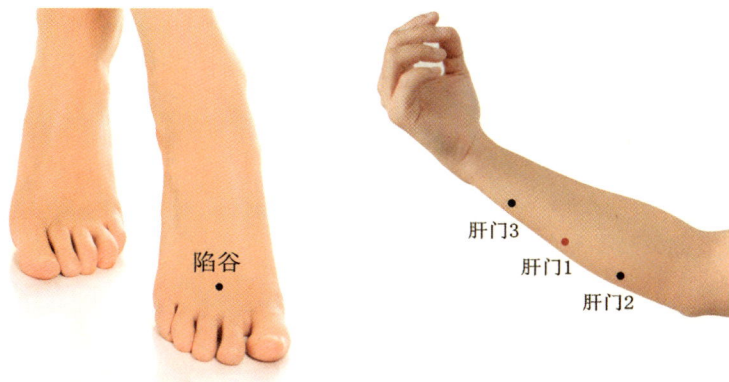

陷谷

肝门3
肝门1
肝门2

8. 肝门 2＋太冲（对侧）

【适应证】膝盖疼。

【针刺法】肝门 2 直刺 1～1.5 寸，太冲直刺 0.5～1 寸。

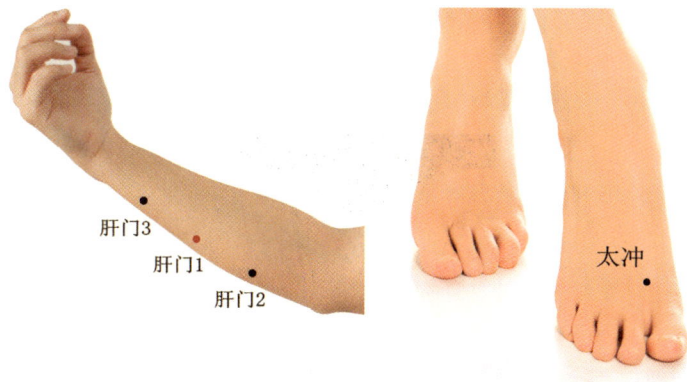

肝门3
肝门1
肝门2

太冲

9. 肝门 2 + 合谷（对侧）

【**适应证**】网球肘。

【**针刺法**】健侧肝门 2 直刺 1～1.5 寸，患侧合谷直刺 0.5～1 寸。

【**取穴方法**】合谷：拇、食两指张开，以另一手的拇指指间横纹正对虎口指蹼缘上，屈指，拇指尖所指之处。

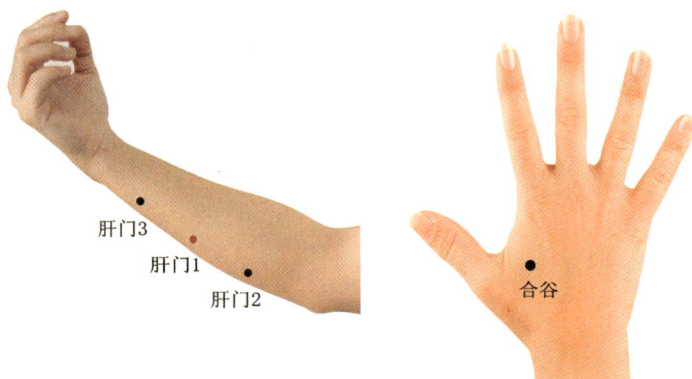

10. 火三针

【**适应证**】妊娠性呕吐，脾胃虚寒症。

【**针刺法**】火三针直刺 1～1.5 寸。

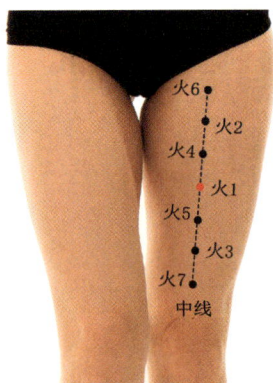

11. 心门三针

【适应证】心悸，心慌，血虚。

【针刺法】心门三针直刺 1 ～ 1.5 寸。

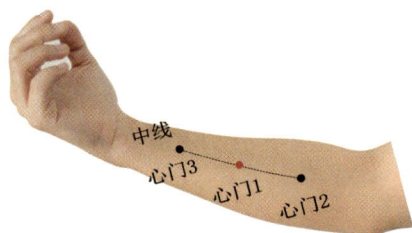

12. 心门 1 三针

【适应证】腰部、膝盖疼痛。

【针刺法】心门 1、心门 1 左右旁开 0.5 寸直刺 1 ～ 1.5 寸。

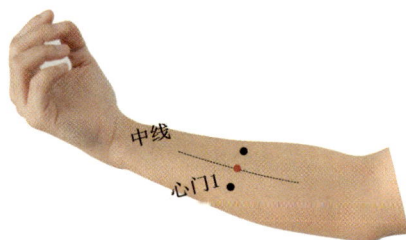

13. 心门 3

【适应证】荨麻疹。

【针刺法】心门 3 直刺 1 ～ 1.5 寸。

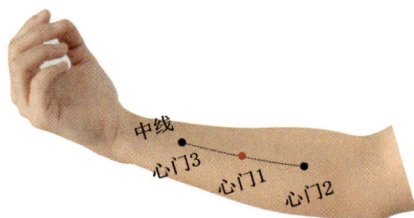

14. 心门 3 + 太冲（双侧取穴）

【适应证】急救。

【针刺法】心门 3 直刺 1～1.5 寸，太冲直刺 0.5～1 寸。

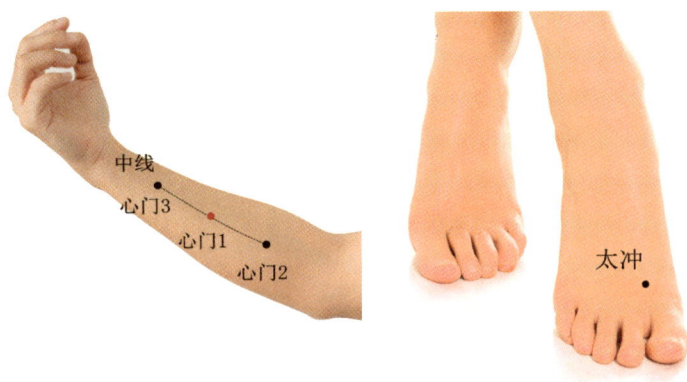

15. 心梗一针

【适应证】治疗心梗。

【针刺法】心梗一针向手掌方向平刺 1 寸。

【取穴方法】拇指指肚中央点二寸毫针直刺过关节。

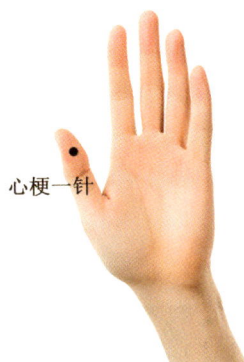

16. 土三针 + 血海 + 曲池

【适应证】各类皮肤病，黑斑、脸部美容（＋水三针）。

【针刺法】土三针、曲池直刺 1～1.5 寸，血海直刺 0.5～1 寸。

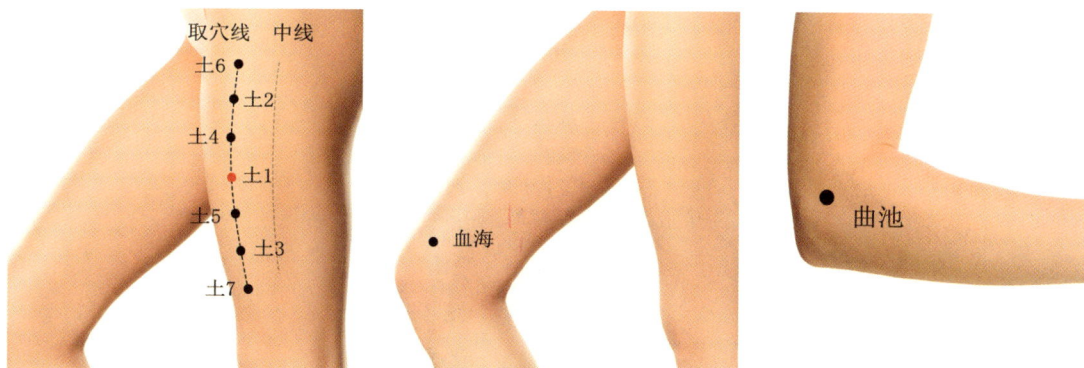

取穴线　中线
土6
土2
土4
土1
土5
土3
土7

血海

曲池

17. 土三针 + 肩中

【适应证】肌无力。

【针刺法】土三针、肩中直刺 1～1.5 寸。

【取穴方法】肩中：手臂与肩之间的肩缝中点下 2.5 寸处。

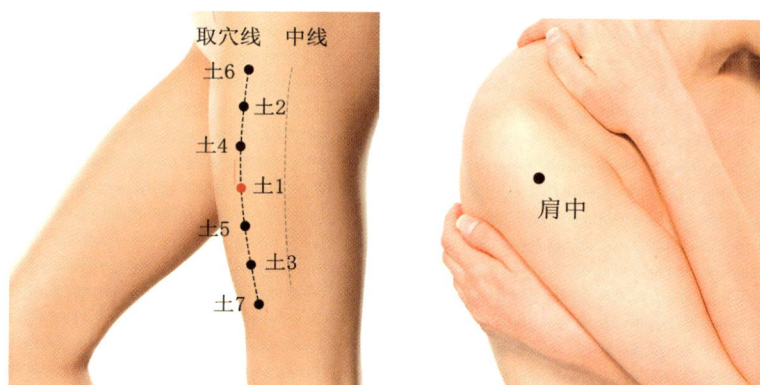

取穴线　中线
土6
土2
土4
土1
土5
土3
土7

肩中

18. 土 1 三针

【适应证】腰背痛，腰脊椎骨痛，半身不遂，头晕，肾气不足之腹胀。

【针刺法】土 1、土 1 左右各横开 1.5 寸直刺 1 ～ 1.5 寸。

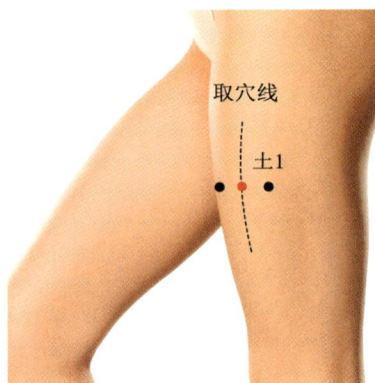

19. 脾门三针（向下刺）

【适应证】痔疮，便秘。

【针刺法】脾门三针向下直刺 1 ～ 1.5 寸。

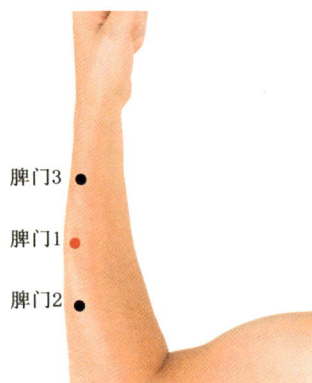

20. 脾门三针（向上刺）

【适应证】妇科疾病。

【针刺法】脾门三针向上直刺 1～1.5 寸。

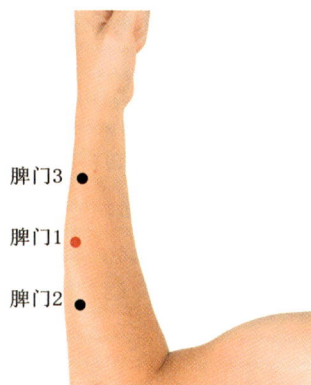

21. 金三针

【适应证】所有癥瘕积聚类疾病，各种骨刺。

【针刺法】金三针直刺 1～1.5 寸，贴骨进针。

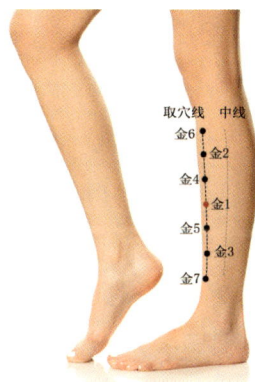

22. 金 3 + 金 4 + 金 5

【适应证】甲状腺肿大、扁桃体炎。

【针刺法】金 3、金 4、金 5 直刺 1～1.5 寸。

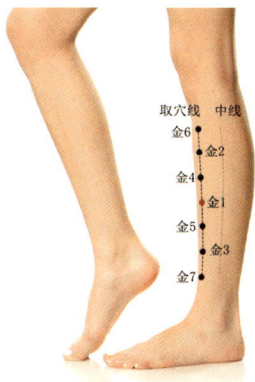

23. 肺门三针

【适应证】妇科经脉不调，赤白带下，心悸。

【针刺法】肺门三针直刺 1～1.5 寸。

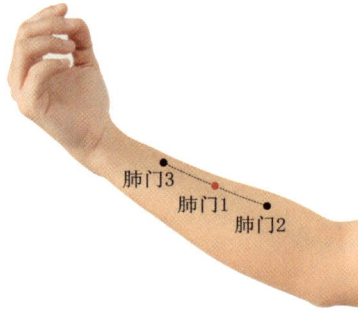

肺门3
肺门1
肺门2

24. 水三针 + 混元三针

【适应证】汗出不止。

【针刺法】混元三针直刺 0.5～1 寸，水三针直刺 1～1.5 寸。

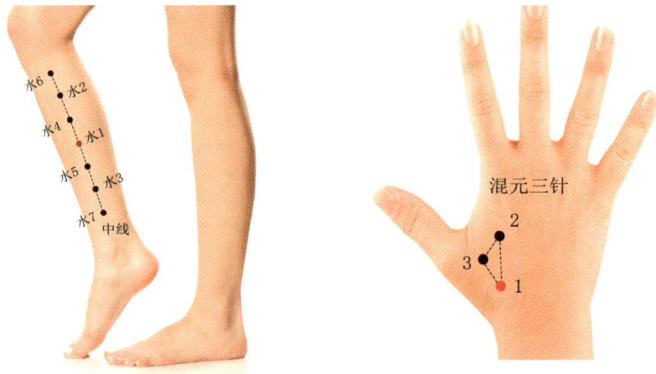

水6
水2
水4
水1
水5
水3
水7 中线

混元三针
2
3
1

25. 水 1 + 水 4 + 水 5

【适应证】咽部肿痛，两腮肿痛，红肿的青春痘，耳部肿痛，瘰疬。

【针刺法】水 1、水 4、水 5 直刺 1 ～ 1.5 寸。

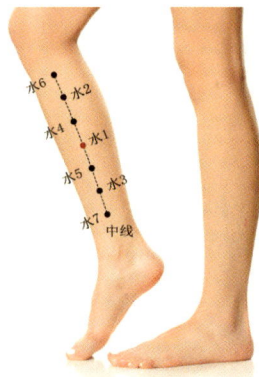

26. 水 5 + 水 6 + 水 7

【适应证】小便出血，阳痿，早泄，遗精，滑精，痛风，肾亏。

【针刺法】水 5、水 6、水 7 直刺 1 ～ 1.5 寸。

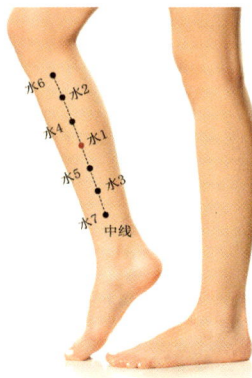

27. 水 2 + 复溜（双侧取穴贴骨）

【适应证】眼睛干涩，眼疾特效，飞蚊症。

【针刺法】水 2 直刺 1～1.5 寸，复溜直刺 0.5～1 寸。

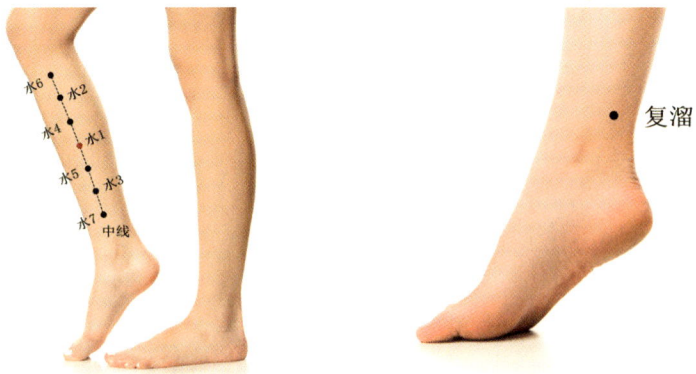

28. 水 2 + 太溪（左右各取一穴）

28、【适应证】夜尿多，强补肾，肾虚。

【针刺法】水 2 直刺 1～1.5 寸，太溪直刺 0.5～1 寸。

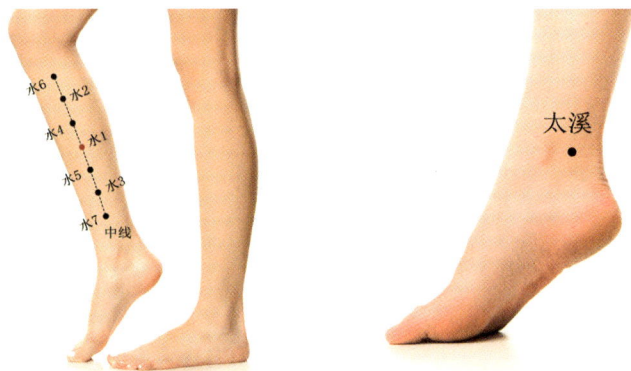

29. 水 2 + 木 3 + 木 5 + 木 7

【适应证】癫痫。

【针刺法】水 2、木 3、木 5、木 7 直刺 1～1.5 寸。

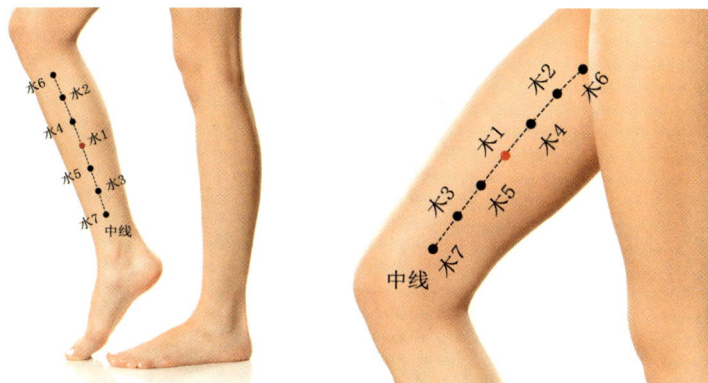

30. 水 2 + 肾门 2 + 肾门 3（下午 1 到 3 点治疗）

【适应证】嗜睡。

【针刺法】肾门 2、肾门 3 直刺 0.5～1 寸，水 2 直刺 1～1.5 寸。

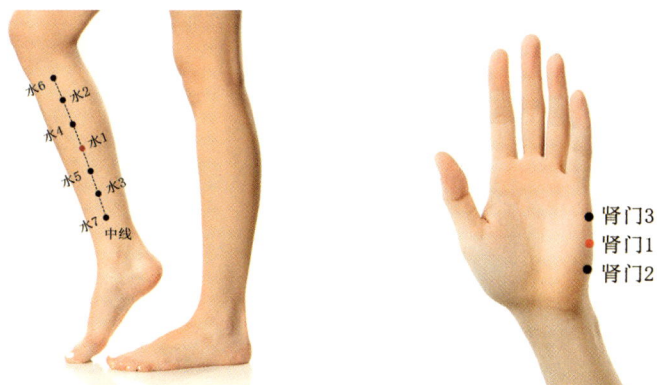

31. 水 2 + 阴陵泉

【适应证】胃酸过多反胃。

【针刺法】水2、阴陵泉直刺1～1.5寸。

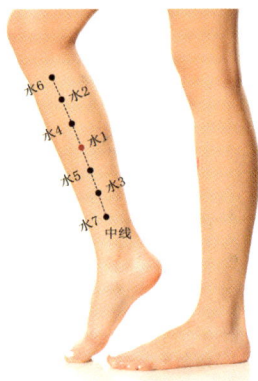

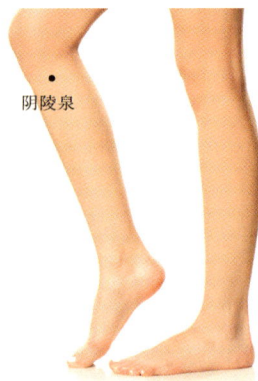

32. 水 2 + 阳陵泉（左右各取一穴）

【适应证】肩颈部疼痛、酸胀。

【针刺法】水2、阳陵泉直刺1～1.5寸。

【取穴方法】阳陵泉：腓骨小头前下方凹陷中。

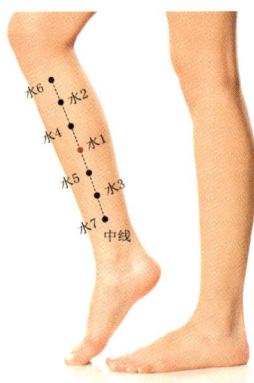

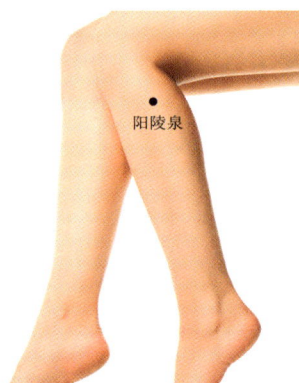

33. 肾门 2 + 肾门 3

【适应证】肾亏之头痛、眼花、近视眼、坐骨神经痛、疲劳及肾脏炎、四肢骨肿、鼻出血。

【针刺法】肾门 2、肾门 3 直刺 0.5～1 寸。（两手不宜同时用）

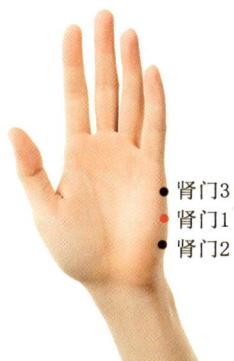

肾门 3
肾门 1
肾门 2

34. 肾门 2 + 肾门 3 + 足临泣

【适应证】半侧肢体麻木。

【针刺法】肾门 2、肾门 3、足临泣直刺 0.5～1 寸。

【取穴方法】足临泣：第四跖趾关节的后方，小趾伸肌腱的外侧凹陷处。

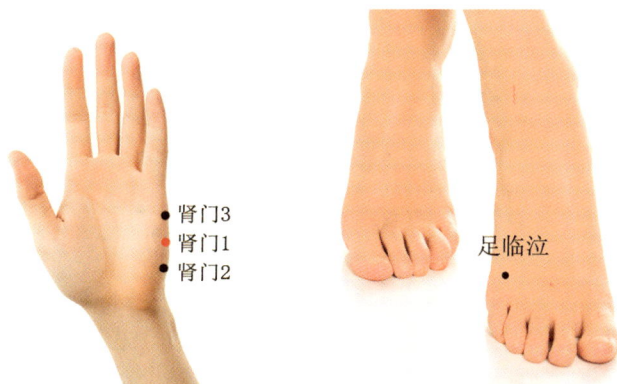

肾门 3
肾门 1
肾门 2

足临泣

35. 肾门 3 + 肝门 2

【适应证】高尔夫球肘。

【针刺法】患侧肾门 3 直刺 0.5 ～ 1 寸，健侧肝门 2 直刺 1 ～ 1.5 寸。

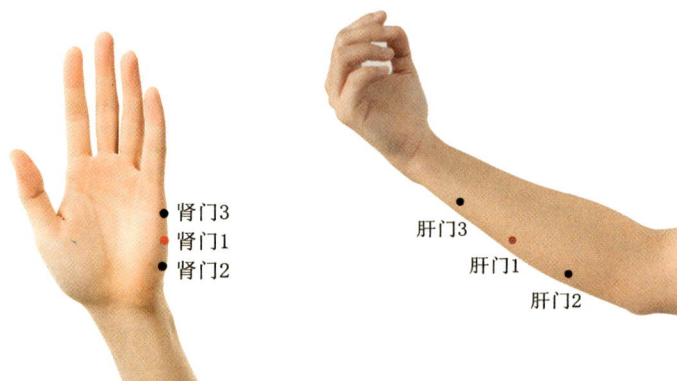

肾门3
肾门1
肾门2

肝门3
肝门1
肝门2

36. 肾门 3 + 混元三针

【适应证】三叉神经痛。

【针刺法】肾门 3、混元三针直刺 0.5 ～ 1 寸。

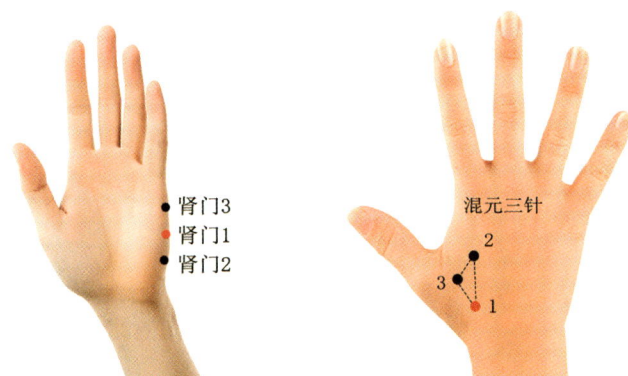

肾门3
肾门1
肾门2

混元三针
2
3
1

37. 陷谷后 + 太冲后

【适应证】颞颌关节炎。

【针刺法】陷谷后、太冲后直刺 0.5 ~ 1 寸。

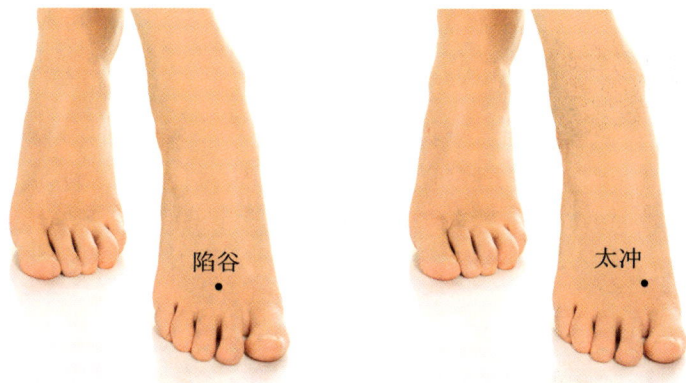

陷谷　　　　　　太冲

38. 足三里 + 上巨虚健侧

【适应证】口眼歪斜。

【针刺法】足三里、上巨虚健侧直刺 1 ~ 1.5 寸。

【取穴方法】犊鼻下六寸，距胫骨前缘旁开一横指。

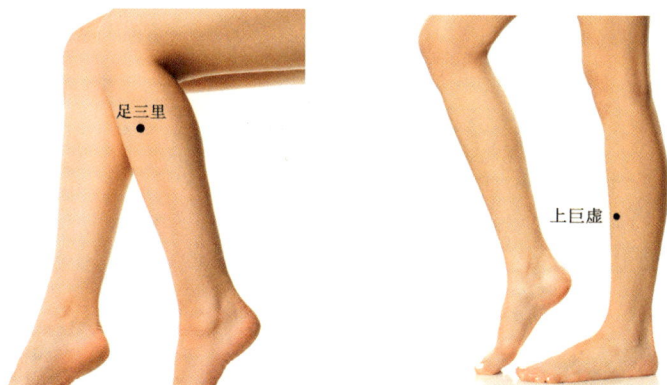

足三里　　　　　　上巨虚

39. 中脘 + 丰隆 + 阴陵泉

【适应证】祛痰湿。

【针刺法】中脘直刺 0.5 ~ 1 寸，丰隆、阴陵泉直刺 1 ~ 1.5 寸。

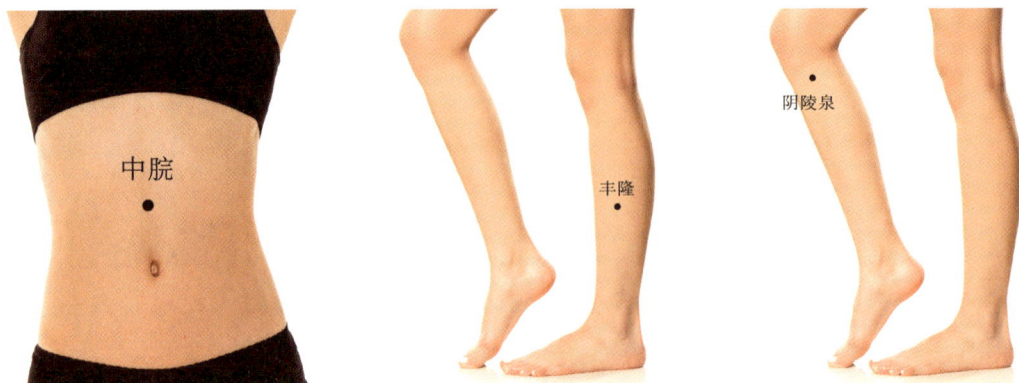

中脘

丰隆

阴陵泉

40. 双侧液门 + 左鼻翼

【适应证】提神醒脑。

【针刺法】双侧液门直刺 1 ~ 1.5 寸，左鼻翼直刺 0.3 ~ 0.5 寸。

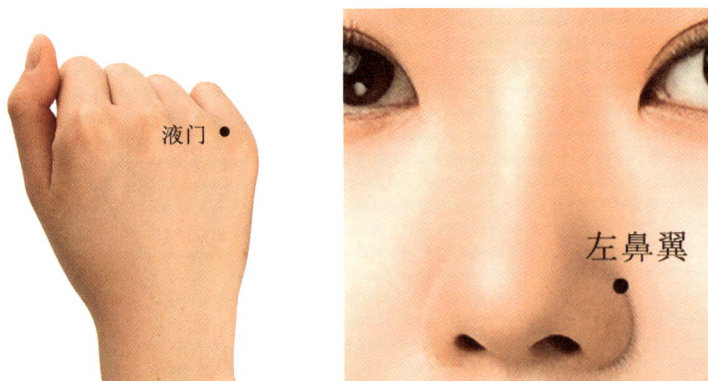

液门

左鼻翼

41. 鱼际三针

【适应证】久年胃病脾胃虚寒。

【针刺法】鱼际三针向手心方向直刺 1 寸。

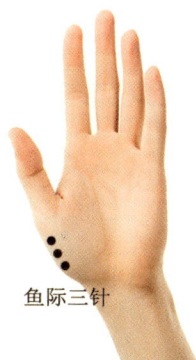

鱼际三针

42. 混元三针 + 液门

【适应证】头疼，感冒。

【针刺法】混元三针直刺 0.5～1 寸，液门直刺 1～1.5 寸。

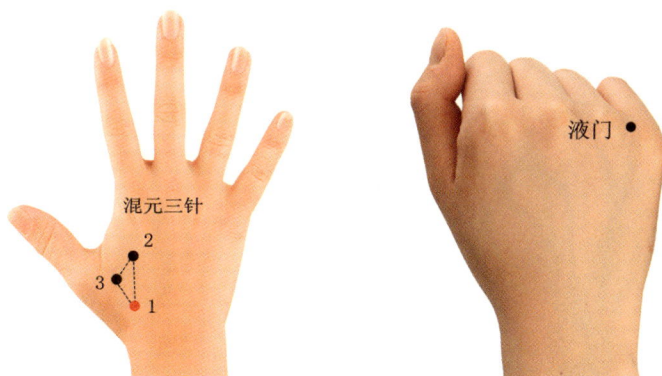

混元三针

液门

43. 阳陵泉，劳宫，大陵

【适应证】口中异味。

【针刺法】阳陵泉直刺1～1.5寸，劳宫直刺0.5～0.8寸，大陵直刺0.5～1寸。

【取穴方法】大陵：腕横纹中央，掌长肌腱与桡侧腕屈肌腱之间。

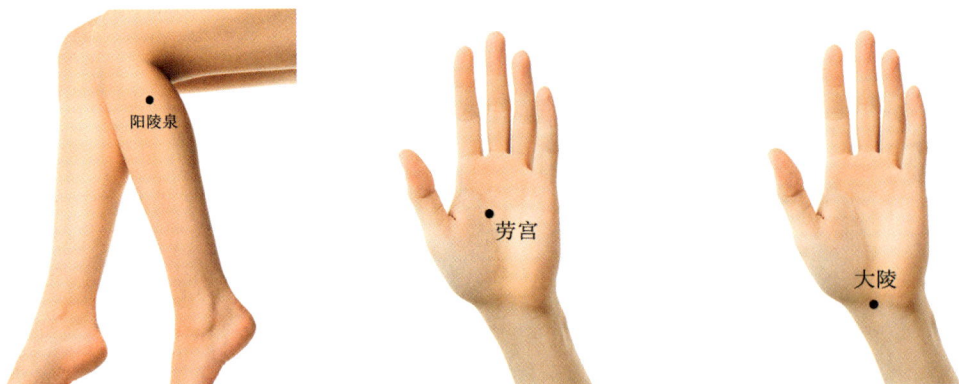

44. 咽喉特效

【适应证】喉干，咳嗽，梅核气，咽喉部特效。

【针刺法】咽喉特效直刺0.5～0.8寸。

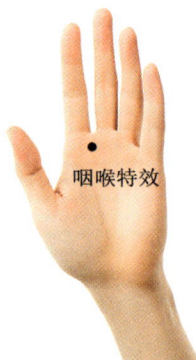

45. 肩中

【**适应证**】鼻出血。

【**针刺法**】肩中穴直刺 1 ～ 1.5 寸。

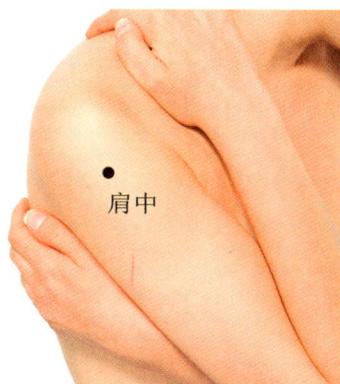

肩中

46. 风市

【**适应证**】大腿无力，酸麻。

【**针刺法**】风市直刺 1 ～ 1.5 寸。

【**取穴方法**】风市：直立位，两手自然下垂，中指尖到达处。

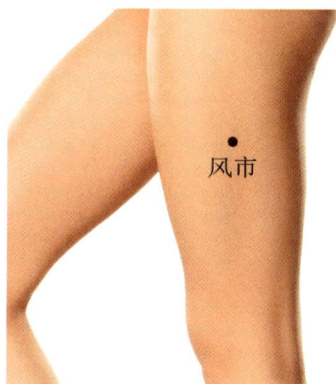

风市

47. 太溪

【适应证】腕关节挫伤。

【针刺法】太溪直刺 0.5～1 寸。

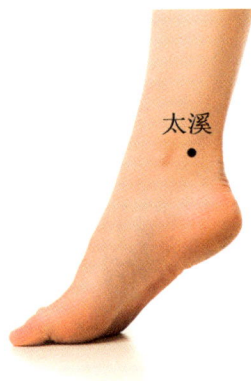

48. 劳宫

【适应证】口腔溃疡。

【针刺法】劳宫直刺 0.5～0.8 寸。

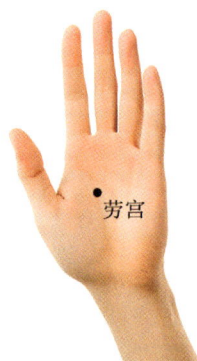

第十一章 针刺注意事项

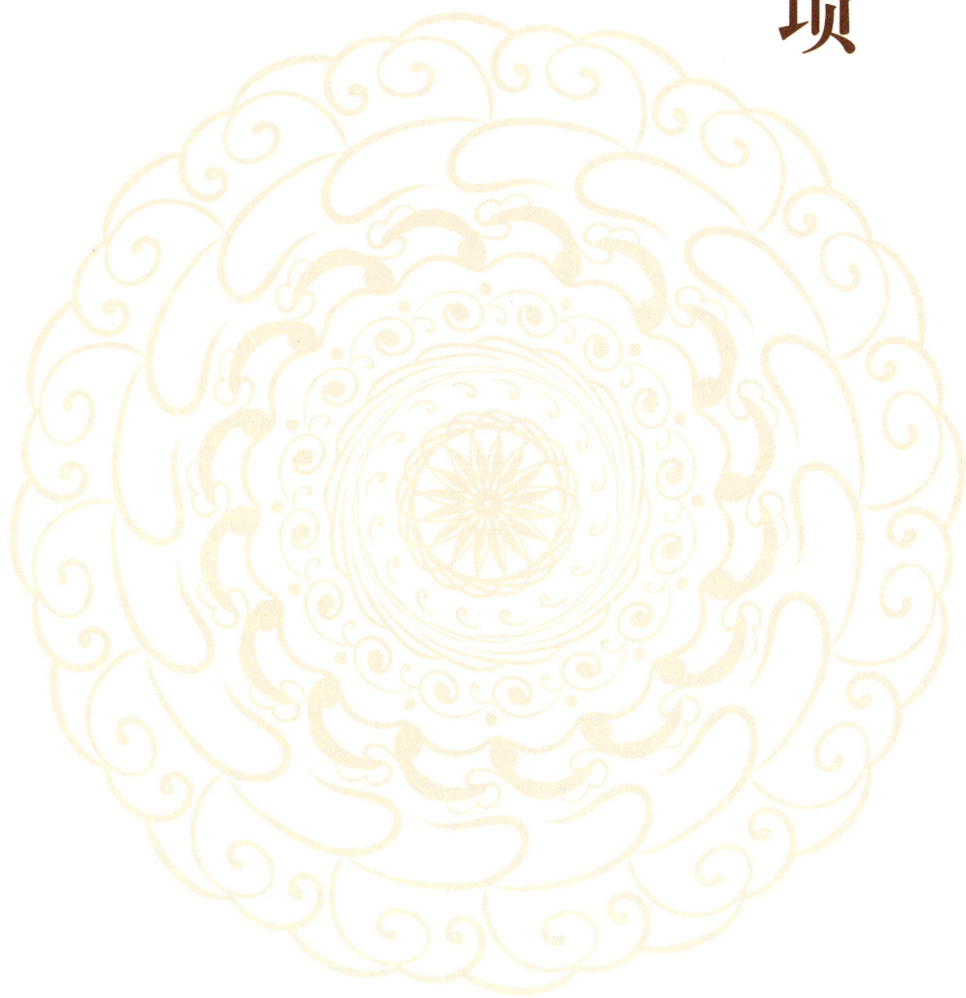

一、治疗前注意事项

1. 晴天适合行针，阴雨天或雷暴天皆不适合行针。

2. 大病初愈或虚弱的人及怀孕者不适合行针。

3. 不要在过饥、过饱、过度疲劳时进行针灸。

4. 严格消毒：对针具、施术部位及医生的双手都要进行严格消毒。针具可采用高压蒸汽灭菌等方法，施术部位用碘伏等消毒剂擦拭，医生双手要洗净并消毒后戴无菌手套。

二、治疗中注意事项

1. 密切观察：时刻关注患者的表情、面色、反应等，询问患者的感受，如发现患者有晕针等异常情况，如出现头晕、心慌、面色苍白等，应立即停止针刺，采取相应的急救措施。

2. 观察针孔：留意针孔处有无红肿、疼痛、渗血、渗液等异常情况。若出现轻微的酸胀、疼痛，一般属于正常现象，会在数小时至一两天内自行缓解；若症状严重或伴有发热等不适，应及时就医。

3. 人气血运行一周为 28 分钟，一般留针时间即为半个小时，可根据刺激量自行增减。一般 10 分钟或者 15 分钟行针一次。

三、 治疗后注意事项

1. 避免着凉：针灸后针孔尚未完全闭合，身体的卫气相对较弱，要注意保暖，避免吹风、受寒，2～4 小时内不要洗冷水澡，防止寒邪入侵。

2. 注意休息：治疗后应适当休息，避免剧烈运动和重体力劳动，让身体有足够的时间进行自我调整和恢复，一般建议休息 1～2 小时后再进行正常活动。

第十二章

针灸辅行诀

灸法

《针灸辅行诀》的灸法理论和中医的五行学说紧密相连。它以五味五行的生克制化来阐述人体的生理病理，并以此指导灸法的运用。例如，将书中药物、病症等按五行分类，在选择灸法时也会考虑五行的平衡和协调。

根据病症与脏腑、经络的关系来选取穴位。如果是和心相关的病症，可能会选择心经或心包经上的穴位，如神门、内关等。这些穴位的选择和传统中医经络理论相契合，通过艾灸刺激这些穴位来调节相应脏腑的功能。

第一节 《针灸辅行诀》灸法治疗具体操作

（一）病症分析与五行辨证

首先要对病症进行详细分析。例如，对于不寐患者，要判断是心肾不交、肝郁化火还是其他脏腑功能失调导致的。如果是心肾不交，根据五行理论，心属火，肾属水，水火不济是其主要病理。

然后确定相关脏腑的五行属性以及它们之间的生克关系。在上述不寐案例中，需要考虑心与肾之间的相互关系，明确是补肾水以降火，还是引心火下行以温肾水等具体的调理方向。

（二）穴位选择

基于五行生克关系：对于心肾不交的不寐，根据水生火的关系，选择肾经的太溪穴（滋补肾水）和心经的神门穴（宁心安神）。同时，考虑到五行整体平衡，若患者伴有肝郁症状，因木生火，可适当增加肝经的太冲穴（疏肝理气），以防止木火过旺影响心肾平衡。

结合经络与脏腑联系：如脾胃虚弱，除了根据土生金的五行关系选择脾经的三阴交穴和胃经的足三里穴（调理脾胃）外，还会考虑到脾胃与其他脏腑通过经络的联系。例如，心经的少海穴通过经络与脾胃存在关联，且火生土，可辅助艾灸少海穴来加强脾胃的运化功能。

（三）灸前准备

材料准备：选用质量较好的艾绒制作艾炷或艾条。对于间接灸，要准备好隔物材料，如隔姜灸要准备新鲜姜片，切至厚度约 2～3 毫米，并用牙签扎上小孔；隔蒜灸准备独头蒜，切成薄片备用。

环境准备：保持室内安静、温暖、通风良好。让患者选择舒适的体位，如仰卧位、俯卧位或坐位，充分暴露施灸部位，避免受寒。

（四）具体灸法操作

1.开穴手法

在施灸前，有些特殊灸法会采用开穴手法。例如，在艾灸穴位周围轻轻按摩、点按3～5分钟，以疏通局部气血，使穴位更好地接受艾灸的刺激。如艾灸三阴交穴前，先以拇指指腹轻轻点按穴位周围，顺时针方向按摩，使局部微微发热。

2.施灸方式选择

直接灸： 如果选择直接灸，将艾绒搓成麦粒大小的艾炷，放在选定的穴位上点燃。当患者感到温热疼痛时，及时将艾炷移开，更换新的艾炷继续施灸。以不寐患者艾灸神门穴为例，每次可灸3～5壮。

间接灸： 如隔姜灸，把姜片放在神门穴上，将艾炷放在姜片上点燃。每次灸5～7壮，观察患者皮肤反应，以局部皮肤红晕而不起疱为度。

悬灸： 采用温和灸时，将点燃的艾条对准穴位，距离皮肤约2～3厘米，使患者感到温热舒适而无灼痛。如艾灸太溪穴，每次灸10～15分钟，期间要注意观察患者反应，随时调整艾条高度。回旋灸则是将艾条在穴位上方3厘米左右的距离，做顺时针或逆时针方向的旋转移动，使皮肤有均匀的温热感。

3.灸法顺序（体现五行生克）

对于心肾不交的不寐，按照五行生克顺序先灸太溪穴（肾经），后灸神门穴（心经）。如果有配合太冲穴（肝经），可在灸完神门穴后进行，以体现整体五行调节的理念。

4.阖穴手法

在艾灸结束后，部分特殊灸法会采用阖穴手法。例如，轻轻拍打或按摩施灸后的穴位周围，使穴位的气血恢复平静，帮助锁住艾灸能量。如艾灸结束后，用手掌轻轻拍打三阴交穴周围，从下往上，轻轻按摩3～5次。

（五）灸后护理

施灸后，让患者在室内休息10～15分钟，避免吹风。告知患者灸后可能会出现局部皮肤微微发红、温热感持续等现象。如果出现小水疱，一般不需要特殊处理，只要保持局部清洁，避免感染即可；若水疱较大，应在严格消毒后用无菌注射器抽出疱液，然后用纱布覆盖，定期换药。同时，要嘱咐患者注意饮食清淡，避免食用辛辣、油腻等刺激性食物，保持良好的生活习惯，以促进身体恢复和巩固艾灸的疗效。

第二节 《针灸辅行诀》艾灸的时间和频率

（一）艾灸时间

1. 根据穴位和灸法类型

直接灸：如果是麦粒灸等直接灸法，每个穴位的灸量通常较少。例如在治疗一些急性疼痛或体质较强的患者时，每个穴位可能灸 3～5 壮（一壮是指一个艾炷从点燃到烧完的过程），时间相对较短，一般几分钟即可。这是因为直接灸的刺激较强，过多的灸量可能导致皮肤损伤和气血过度扰动。

间接灸：像隔姜灸、隔蒜灸等间接灸法，每次每个穴位灸 5～10 壮较为常见。以隔姜灸为例，每壮艾炷燃烧时间根据艾炷大小和火力等因素有所不同，一般每壮约 3～5 分钟，所以每次施灸时间可能在 15～50 分钟左右。这种灸法相对温和，通过介质传递热量，可以适当延长时间以达到较好的温热和药力渗透效果。

悬灸：温和灸一般每个穴位灸 10～20 分钟。比如在调理慢性疾病或体质虚弱者时，对于足三里等保健穴位，可采用温和灸 20 分钟左右，让温热感持续深入穴位和经络。回旋灸的时间也大致相同，每次 10～20 分钟，通过旋转艾条使热量均匀分布，刺激穴位周围的气血循环。雀啄灸每次时间可能稍短，通常为 5～15 分钟，因为其动作类似鸟雀啄食，刺激较为频繁，主要用于急性病症或需要较强刺激的情况。

2. 考虑病症和体质因素

病症轻重：对于急性病症，如急性胃痛，艾灸时间可能相对较短但频率高。采用悬灸中的雀啄灸法，在中脘、足三里等穴位灸 5～10 分钟，以快速缓解疼痛。而对于慢性病症，如慢性盆腔炎，可能采用隔姜灸关元、气海等穴位，每次灸 15～30 分钟，以温通经络、调理气血，治疗周期也会相对较长。

体质差异：体质强壮者，艾灸时间可以适当延长，频率也可以稍高。例如，体质较好的年轻人在保健艾灸时，采用温和灸法灸督脉上的大椎穴，每次可灸 20～30 分钟。而体质虚弱者，尤其是老年人或久病之人，艾灸时间应适当缩短，如每次温和灸 10～15 分钟，避免过度消耗气血。

（二）艾灸频率

急性病症：在疾病发作期，如感冒发热、急性腰扭伤等，每天艾灸1～2次，随着症状缓解可逐渐减少频率。以感冒为例，初期可每天灸大椎穴和风池穴1～2次，待发热、头痛等症状减轻后，可改为隔 1～2 天灸一次，巩固疗效。

慢性病症：对于慢性疾病，如慢性支气管炎、类风湿关节炎等，一般每周艾灸2～3次。如在治疗慢性支气管炎时，艾灸肺俞、膻中、肾俞等穴位，每周2～3次，长期坚持，有助于调节脏腑功能，改善症状。

保健：如果是用于日常保健，如增强免疫力、调理脾胃等，每周1～2次即可。例如，保健艾灸足三里穴和关元穴，每周1～2次，能起到扶正固本的作用，提升身体素质。

第三节 《针灸辅行诀》灸法主治病症与穴位

（一）头面部病症

头痛、头晕：足太阳膀胱经起于目内眦，循行经过头面部。通过艾灸睛明、攒竹、天柱等穴位，可疏通经络气血，缓解因气血不畅引起的头痛、头晕。例如，天柱穴采用回旋灸，能使局部气血通畅，减轻头部的不适感。

眼部疾病：如目赤肿痛、迎风流泪等。睛明穴是治疗眼部疾病的重要穴位，采用温和灸刺激睛明穴，可起到疏风清热、通络明目的作用，对于改善眼部症状有很好的效果。

头面部穴位

睛明穴：位于目内眦角稍上方凹陷处。此穴一般不适合瘢痕灸，可采用艾条温和灸。将点燃的艾条对准穴位，距离皮肤约 2～3 厘米，使局部有温热感而无灼痛，每次灸 10～15 分钟。主要用于治疗目赤肿痛、迎风流泪、视物不明等眼部疾病，通过艾灸刺激可以起到疏风清热、通络明目的作用。

攒竹穴：在面部，眉头凹陷中，眶上切迹处。可用麦粒灸，将艾绒搓成麦粒大小的艾炷，放在穴位上点燃，当感到微烫时取下，可治疗头痛、眉棱骨痛等，能起到通络止痛的效果。

（二）项背部病症

颈椎病：膀胱经在项背部有多个穴位与之相关。大椎穴进行隔姜灸，能起到解表通阳的作用，对于外感风寒等引起的颈部僵硬有缓解作用；风门穴采用雀啄灸，可疏风解表，治疗颈部疼痛、活动不利等症状，这是因为风门穴所在位置与颈部的气血运行密切相关。

项背部穴位

天柱穴：位于后发际正中直上 0.5 寸（哑门穴），旁开 1.3 寸，当斜方肌外缘凹陷中。可以采用回旋灸，点燃艾条，在穴位上方约 3 厘米左右的距离，做顺时针或逆时针方向的旋转移动，使皮肤有均匀的温热感，每次灸 10 ～ 15 分钟。对于项强、肩背痛等有很好的缓解作用，能起到舒筋活络的功效。

大椎穴：在第 7 颈椎棘突下凹陷中。可进行隔姜灸，切一片厚约 2 ～ 3 毫米的姜片，在姜片上用针穿刺数孔，把姜片放在穴位上，将艾绒做成艾炷放在姜片上点燃，每次灸 5 ～ 10 壮，可用于治疗外感发热、项强等，有解表通阳的作用。

（三）腰背部病症

腰肌劳损、腰椎间盘突出症：肾俞穴通过附子饼隔物灸可温补肾阳，对于肾虚引起的腰部酸软、疼痛有很好的治疗作用；委中穴先点刺放血后加温和灸，能舒筋活络，对于腰部气血瘀滞、经络不通引起的疼痛、下肢麻木等症状可有效缓解。承山穴回旋灸能运化水湿，对于腰背部湿气较重引起的酸痛也有帮助。

背部疼痛：像肺俞、心俞、肝俞等位于背部的膀胱经穴位，针对不同病因的背部疼痛进行艾灸有很好的疗效。例如，对于因肺气不宣引起的背部酸痛，肺俞穴隔蒜灸可以调节肺气，缓解疼痛；对于心血瘀阻导致的背部放射性疼痛，心俞穴温和灸能宁心安神、疏通气血。

腰背部穴位

风门穴：位于第 2 胸椎棘突下，旁开 1.5 寸。用艾条雀啄灸，像鸟雀啄食一样，将艾条一上一下地移动，接近皮肤但不接触皮肤，每次灸 5 ～ 10 分钟，可治疗伤风咳嗽、发热头痛等，能疏风解表。

肺俞穴：在第 3 胸椎棘突下，旁开 1.5 寸。隔蒜灸是比较好的选择，把大蒜切成薄片（约 0.2-0.3 厘米厚），同样用针穿刺数孔，置于穴位，放上艾炷点燃施灸，每穴灸的壮数可根据病情和受灸者的耐受程度而定，用于治疗咳嗽、气喘等肺部疾病，可调节肺气。

心俞穴：位于第 5 胸椎棘突下，旁开 1.5 寸。采用艾条温和灸，每次 10 ～ 15 分钟，可治疗心痛、惊悸等心系疾病，能起到宁心安神的作用。

肝俞穴：在第 9 胸椎棘突下，旁开 1.5 寸。可进行艾炷直接灸（无瘢痕灸），将艾绒搓成艾炷放在穴位上点燃，当受灸者感觉皮肤发烫、微微灼痛，且艾炷尚未燃尽时，用镊子将艾炷移去，更换新的艾炷继续施灸，一般每个穴位灸 3 ～ 7 壮，用于治疗胁痛、黄疸等肝胆疾病，能疏肝利胆。

脾俞穴：位于第11胸椎棘突下，旁开1.5寸。用隔盐灸，把纯净的食盐填敷于穴位，填平即可，在盐上放置艾炷进行点燃施灸，一般可灸3～7壮，可治疗腹胀、腹泻等脾胃疾病，能健脾和胃。

肾俞穴：在第2腰椎棘突下，旁开1.5寸。可采用附子饼隔物灸，将附子研成粉末，用酒调和做成直径约3厘米、厚约0.8厘米的附子饼，中间用针刺数孔，放在穴位上，再将艾炷放在附子饼上点燃施灸，每次灸5～7壮，用于治疗腰膝酸软、耳鸣等肾虚症状，能温补肾阳。

（四）脏腑病症

肺部疾病：肺俞穴用于治疗咳嗽、气喘等疾病，通过隔蒜灸等方式刺激肺俞穴，可以调节肺气，改善肺的功能，减轻咳嗽、气喘等症状。

心脏疾病：心俞穴艾灸能够治疗心痛、惊悸等心系疾病，如采用温和灸可宁心安神，使心脏气血运行恢复正常，缓解心脏的不适症状。

肝胆疾病：肝俞穴的无瘢痕艾炷直接灸，对于胁痛、黄疸等肝胆疾病有疏肝利胆的作用，通过调节肝胆的气血和功能来改善症状。

脾胃疾病：脾俞穴隔盐灸可健脾和胃，治疗腹胀、腹泻等脾胃疾病，恢复脾胃的运化功能。

肾脏疾病：肾俞穴采用合适的隔物灸能温补肾阳，对于腰膝酸软、耳鸣等肾虚症状有改善作用，这是因为足太阳膀胱经与肾相表里，刺激膀胱经上的肾俞穴可以调节肾的功能。

（五）泌尿生殖系统病症

尿频、尿急、尿痛：通过艾灸膀胱经上相关穴位，如委中、昆仑等穴位，可调节膀胱气化功能，改善泌尿系统的症状。例如，昆仑穴采用无瘢痕艾炷直接灸，能疏通经络，缓解因经络不畅导致的泌尿系统功能障碍。

月经不调、痛经：足太阳膀胱经上的一些穴位与女性生殖系统相关。例如，至阴穴温和灸可矫正胎位，对于女性月经不调、痛经等情况，通过刺激膀胱经上与气血调节相关的穴位，如承山穴等，能起到运化水湿、调节气血的作用，从而改善月经异常等症状。

（六）下肢病症

下肢痿痹、疼痛：膀胱经循行经过下肢，像承山、昆仑等穴位的艾灸对于下肢痿痹、疼痛有很好的治疗作用。例如，承山穴艾灸可运化水湿、固化脾土，治疗下肢水肿、疼痛；昆仑穴艾灸能疏通经络，减轻因经络阻滞引起的下肢麻木、疼痛等症状。

下肢穴位

委中穴：位于腘横纹中点。可先点刺放血后加艾条温和灸，能舒筋活络、凉血解毒，对于下肢痿痹、腹痛、吐泻等有很好的治疗效果。将点燃的艾条对准穴位，距离皮肤约2～3厘米，使局部有温热感而无灼痛，每次灸10～15分钟。

承山穴：在小腿后面正中，委中与昆仑之间，当伸直小腿或足跟上提时，腓肠肌肌腹下出现尖角凹陷处。可用艾条回旋灸，每次10～15分钟，可治疗痔疾、脚气等，能起到运化水湿、固化脾土的作用。

昆仑穴：在外踝后方，当外踝尖与跟腱之间的凹陷处。采用艾炷直接灸（无瘢痕灸），一般每个穴位灸3～7壮，用于治疗头痛、项强、腰骶疼痛等，能起到疏通经络的作用。

至阴穴：在足小趾末节外侧，距趾甲角0.1寸。用艾条温和灸，每次10～15分钟，可治疗胎位不正、头痛等，有矫正胎位、清头目等作用。

第四节 《针灸辅行诀》特殊灸法

一、灸法特点

（一）五行辨证施灸

《针灸辅行诀》的灸法与五行理论紧密结合。它会根据疾病所属的五行属性以及人体脏腑的五行生克关系来选择灸法。例如，在治疗肝病时，因为肝属木，若木气过盛出现肝郁化火等情况，可能会选择克制木气（肝）的金行相关穴位进行艾灸，通过调节五行的平衡来达到治疗目的。这种五行辨证施灸的方法比一般的常规灸法更具针对性，从整体观念出发考虑人体脏腑之间的相互关系。

（二）以经方理论指导灸法

借鉴经方的配伍理论来确定灸法组合。就像经方中药物有君臣佐使的配伍一样，在灸法中也会考虑穴位之间的协同作用。比如在治疗脾胃病时，可能会以中脘穴（相当于 "君穴"，起主要治疗作用）为主，配合足三里穴（"臣穴"，辅助加强疗效）等进行艾灸，并且根据病情的虚实、五行的变化等来调整艾灸的顺序、时间和壮数等。

（三）特殊灸法

开阖灸法：在施灸前，先通过一定的手法（如按摩、点穴等）来 "开穴"，打开穴位与经络之间的通道，让艾灸的能量更好地进入经络和脏腑。例如，在艾灸关元穴之前，先轻揉周围组织，然后再进行艾灸。艾灸结束后，会用特定的手法 "阖穴"，帮助穴位恢复正常状态，锁住艾灸的能量，促进气血在经络中更好地循环。这种开阖灸法强调施灸过程的完整性，与普通随意的艾灸相比，更注重穴位的气血调节机制。

脏腑补泻灸法：根据脏腑的虚实情况采用不同的灸法。如果是脏腑虚证，如脾虚泄泻，会采用 "补法" 灸，选择脾经的穴位如三阴交，采用温和灸，艾灸时间稍长，艾炷较小，以起到健脾益气的作用；若是脏腑实证，例如胃热呕吐，可能会采用 "泻法" 灸，选择胃经的内庭穴，采用雀啄灸，艾灸时间相对较短，艾炷稍大，来清泻胃热。这种脏腑补泻灸法遵循中医 "虚则补之，实则泻之" 的治疗原则，通过特殊的灸法操作来调节脏腑的气血阴阳平衡。

二、特殊灸法操作

（一）天灸

天灸也叫 "药物灸" 或 "发泡灸"。它是用对皮肤有刺激性的药物敷贴于穴位或患处，使局部皮肤自然充血、潮红或起疱的一种灸法。其原理是利用药物的刺激性，通过经络传导，调整脏腑气血阴阳，达到治疗疾病的目的。

1. 常用药物和穴位选择

常用药物有白芥子、细辛、甘遂等。例如，白芥子辛温，能温肺豁痰利气、散结通络止痛；细辛辛温，有祛风散寒、通窍止痛等功效；甘遂苦寒，可泻水逐饮。

对于哮喘，常选用肺俞、膏肓、膻中穴。肺俞可调节肺气，膏肓能扶阳固卫，膻中为气会，理气宽胸。在三伏天进行天灸，可有效缓解哮喘症状。对于关节疼痛，如寒湿痹痛，可选择阿是穴（疼痛部位）、足三里、阳陵泉等穴位，药物敷贴后刺激穴位，起到温经散寒、通络止痛的作用。

2. 临床应用和注意事项

临床常用于治疗支气管哮喘、过敏性鼻炎、慢性胃肠炎、风湿性关节炎等疾病。在治疗支气管哮喘时，通过在特定穴位敷贴药物，在夏季三伏天进行，能起到 "冬病夏治" 的效果，减少哮喘发作次数。

注意事项包括：药物敷贴时间不宜过长，以免皮肤过度发泡，引起感染。皮肤过敏者慎用，孕妇、幼儿等特殊人群一般不建议使用。敷贴后如果出现皮肤严重红肿、瘙痒等不适，应立即取下药物，并进行适当处理。

（二）灯火灸

1. 操作方式和特点

灯火灸又名 "灯草灸""油捻灸"。操作时，用灯心草蘸香油或其他植物油，点燃后迅速对准穴位或患处，快速点灸皮肤，听到 "叭" 的一声后离开。其特点是操作简便、起效快，主要通过灯火的温热刺激和药力渗透来治疗疾病。

2. 适用病症和禁忌证

适用于小儿惊风、脐风、腮腺炎、胃痛等病症。例如，在治疗小儿惊风时，可点灸印堂、人中、少商等穴位，起到醒脑开窍的作用。对于腮腺炎，可在患侧角孙穴进行灯火灸，能清热解毒、消肿散结。

禁忌证包括：患有严重心脏病、高血压等疾病的患者，因为灯火灸的刺激可能会引起患者情绪紧张，导致病情加重。另外，颜面部、大血管处等部位应慎用，避免烫伤后留下瘢痕或引起出血。

（三）药线灸

1. 材料和操作要点

药线灸是用经过药物炮制的苎麻线，点燃后直接灼灸穴位。材料一般是将苎麻线浸泡在含有多种中药成分（如麝香、雄黄等）的药液中制成。操作时，将药线点燃后，线头火星最旺时，快速点按在穴位上，一按即起。

2. 独特的治疗优势和应用范围

其优势在于药线燃烧时产生的药力和热力能直接作用于穴位，刺激强度适中。它可以用于治疗多种疾病，如风寒湿痹、胃脘痛、痛经等。在治疗风寒湿痹时，通过药线灸疼痛关节周围的穴位，能起到温通经络、祛风除湿的作用。对于胃脘痛，可灸中脘、足三里等穴位，能和胃止痛。

（四）热敏灸

1. 原理和特点

热敏灸是基于腧穴热敏化理论的一种灸法。人体腧穴存在敏化态与静息态两种状态，当腧穴处于敏化态时，对艾灸的反应性增强。热敏灸就是通过寻找热敏点（出现透热、扩热、传热、局部不（微）热远部热、表面不（微）热深部热或非热觉等奇异现象的部位）来施灸。其特点是个性化选穴、灸感强烈、疗效显著。

2. 操作过程和临床应用

操作时，首先要寻找热敏点。如在患者的膝关节附近寻找，当找到热敏点后，采用艾条温和灸或回旋灸等方法。在治疗膝关节骨性关节炎时，热敏灸能有效改善关节疼痛、肿胀和活动受限等症状。临床常用于治疗颈椎病、腰椎间盘突出症、虚寒性胃脘痛等多种疾病，其疗效优于常规艾灸。

（五）雷火灸

1. 药物组成和制作特点

雷火灸的药物组成丰富，除了艾绒外，还含有沉香、木香、乳香、茵陈、羌活、干姜、穿山甲（代）等多种中药。制作时将这些药物研成细末，和艾绒按一定比例混合均匀，制成艾条。

2. 独特的功效和适用病症

雷火灸燃烧时产生的药力和热力更强，有通经活络、活血化瘀、消肿止痛等功效。适用于治疗痛经、网球肘、近视等多种病症。在治疗痛经时，可在关元、气海、三阴交等穴位施灸，通过温热和药力作用，温经散寒，缓解疼痛。对于近视，常灸眼部周围的穴位，如睛明、攒竹等，能改善眼部血液循环，调节视力。

（六）隔核桃壳眼镜灸

1. 操作方式和创意来源

这是一种很有创意的灸法。操作时，将核桃壳制成眼镜形状，在壳内放入浸泡过中药（如菊花、枸杞等）的纱布，然后将其架在患者眼部，再用艾条在核桃壳上方施灸。其创意来源于中医理论对眼疾的认识，结合了艾灸和中药熏蒸的优势。

2. 对眼部疾病的治疗效果

主要用于治疗眼部疾病，如老年性白内障、近视眼、视疲劳等。通过温热和中药药力的双重作用，能改善眼部气血循环，滋养眼睛，缓解眼部疲劳和干涩等症状，对一些早期眼部疾病也有一定的预防和延缓发展的作用。

三、特殊灸法与传统灸法的区别

（一）理论基础方面

《针灸辅行诀》特殊灸法，其核心理论是基于五行生克和脏腑辨证。它紧密围绕五行理论，根据疾病所属五行以及脏腑之间的生克关系来选择穴位和确定灸法方式。例如，在治疗心肾不交的病症时，会考虑到心属火、肾属水，水火不济的病理状态，从调节水火平衡的角度，选择能沟通心肾的穴位进行艾灸，如心俞和肾俞，并依据五行生克的顺序来操作，如先灸肾俞（补水），后灸心俞（引火下行），通过这种方式恢复脏腑间的五行平衡。

而传统灸法理论依据主要是经络学说和气血理论。以经络穴位的主治功能为基础，例如，看到患者有咳嗽症状，就会依据手太阴肺经的循行和穴位主治，选择肺经上的尺泽、列缺等穴位进行艾灸，主要是通过调节经络气血的通畅来治疗疾病，重点在于疏通经络，使气血运行正常，而不是像《针灸辅行诀》特殊灸法那样强调整体脏腑间的五行平衡。

（二）穴位选择差异

《针灸辅行诀》特殊灸法，穴位选择是从脏腑五行属性出发，注重选择与相关脏腑五行生克紧密联系的穴位。在治疗肝病时，除了选择肝经本身的穴位如太冲外，还可能会考虑到金克木的原理，选择肺经的穴位来制约肝气过盛，或者选择肾经的穴位（水生木）来滋养肝木，这种选择是一种系统性的、基于脏腑整体五行关系的选穴。

而传统灸法主要依据经络的循行和穴位的局部主治功能来选穴。例如，对于肩部疼痛，通常会在肩部周围的手阳明大肠经（如肩髃穴）、手少阳三焦经（如肩髎穴）等经络上选择穴位，主要考虑的是穴位对局部病变部位的治疗作用，重点在于直接改善疼痛部位的气血循环，相对较少从脏腑五行整体关系角度考虑。

（三）操作方法的不同

《针灸辅行诀》特殊灸法，操作可能会有特殊的顺序和手法，以体现五行生克和脏腑补泻。比如在进行艾灸时，可能会根据病情的虚实和五行规律，有先补后泻或先泻后补的顺序。在手法上，可能会采用特殊的开穴和阖穴手法，如在施灸前通过按摩、点按等方式打开穴位通道，使艾灸的能量更好地进入体内，灸后再通过特定的手法闭合穴位，锁住能量。

传统灸法操作方法主要包括直接灸、间接灸（如隔姜灸、隔蒜灸）、悬灸（温和灸、回旋灸、雀啄灸）等常见方式。操作主要是根据不同灸法的特点和穴位的位置等来进行，重点在于控制艾灸的温度、距离、时间等因素，以达到合适的刺激强度，没有像《针灸辅行诀》特殊灸法那样复杂的五行顺序和特殊的开阖手法。

（四）治疗重点和适用范围的区别

《针灸辅行诀》特殊灸法，重点在于调整脏腑之间的五行平衡和整体功能状态，主要适用于脏腑功能失调引起的复杂病症，如由于五行生克紊乱导致的情志病、五脏虚损病等。例如，对于长期焦虑、心烦不寐（可能涉及心肾不交、心肝火旺等多种脏腑失调）等情况，通过《针灸辅行诀》特殊灸法调节脏腑五行平衡，从根本上改善脏腑功能，从而缓解症状。

传统灸法更侧重于治疗经络气血不畅引起的局部病症，如关节疼痛、肌肉劳损、局部虚寒等。例如，对于风寒湿痹引起的膝关节疼痛，通过艾灸膝关节周围的穴位，如犊鼻穴、足三里穴等，利用艾灸的温热作用来温通经络、散寒除湿，直接改善局部关节的气血运行和疼痛症状。

四、特殊灸法适合病症

（一）脏腑功能失调病症

心系疾病：对于心烦、不寐等心阴虚或心火旺的症状，《针灸辅行诀》特殊灸法可以通过调节心肾之间的水火平衡来改善。例如，根据五行理论，肾属水，心属火，若心肾不交导致不寐，可选择心经的神门穴和肾经的太溪穴进行艾灸。通过先灸太溪穴滋肾水，后灸神门穴引火下行，使心肾相交，缓解不寐、心烦等症状。

肝系疾病：像肝郁气滞引起的胁肋胀痛、情绪抑郁等情况。由于肝属木，可利用五行生克关系，选取具有疏木作用的穴位。比如在足厥阴肝经的太冲穴和足少阳胆经的阳陵泉穴进行艾灸，同时考虑到肺金克肝木，也可适当配合肺经的尺泽穴，以调节肝气的疏泄，改善肝郁症状。

脾系疾病：对于脾胃虚弱所致的食欲不振、腹胀、便溏等，可依据五行中土生金、火生土的原理。选取脾经的三阴交穴、胃经的足三里穴，还可以配合心经的穴位（如少海穴，因火生土）来增强脾胃的运化功能，提升中气。

肺系疾病：在肺气虚引起的咳嗽无力、气短等情况下，从五行角度看，土生金，可选取脾经的太白穴和肺经的太渊穴进行艾灸，以培土生金，增强肺气，改善肺部功能。

肾系疾病：对于肾阳虚导致的腰膝酸软、畏寒怕冷等，考虑水生木，除了艾灸肾经的命门穴、关元穴等补肾阳的穴位外，还可以适当配合肝经的穴位（如蠡沟穴）来调节肾的阴阳平衡，促进肾的功能恢复。

（二）情志失调病症

焦虑、烦躁：多与心肝火旺有关。依据五行理论，木生火，肝木过旺易生火扰心。通过艾灸胆经的风池穴（清泻肝胆之火）和心经的少府穴（清心火），同时按照五行生克调整顺序，可缓解焦虑、烦躁情绪，使情志恢复平和。

抑郁、情绪低落：和肝郁脾虚关系密切。根据五行木克土的原理，肝郁易乘脾土。选择肝经的章门穴、脾经的血海穴进行艾灸，调节肝脾之间的平衡，改善情绪低落状态，振奋精神。

（三）慢性疾病及体质调理

慢性疲劳综合征：从整体脏腑功能失调角度看，往往涉及多个脏腑。运用《针灸辅行诀》特殊灸法，根据五行生克关系，选取调节气血生化之源的脾经穴位（如足三里）、调节元气的肾经穴位（如太溪）和调节气血运行的心经穴位（如内关）等，综合调理，改善机体的疲劳状态，增强体质。

亚健康状态下的体质调理：对于阳虚体质，可重点艾灸具有温阳作用的穴位，如督脉的命门穴、肾经的涌泉穴等，并结合五行生克关系，配合具有生火作用的穴位（如心经的少海穴），以增强阳气；对于阴虚体质，选择具有滋阴作用的穴位，如肾经的照海穴，同时根据五行理论，配合能生水的肺经穴位（如尺泽穴），调节体质，改善亚健康状态。

五、特殊灸法的注意事项

（一）操作者方面

专业知识要求：操作者需要对《针灸辅行诀》的理论有深入理解，包括五行生克、脏腑辩证等知识，才能准确地根据患者病症进行灸法操作。例如，要清楚不同脏腑在五行中的关系，像肝木克脾土，在治疗脾胃病时考虑是否有肝郁因素影响。

操作技能培训：熟练掌握各种灸法的操作技巧，如直接灸时艾炷的大小、点燃后的火候控制；间接灸时隔物材料的准备和放置；悬灸时艾条与皮肤的距离、角度和移动速度等。例如，在进行温和灸时，要能保持艾条与皮肤 2～3 厘米左右的距离，使患者有温热舒适感而无灼痛。

（二）患者方面

体质和病史询问：在施灸前，要详细询问患者的体质状况和病史。对于体质虚弱、过敏体质或有皮肤疾病史的患者，需要谨慎选择灸法和穴位。比如，过敏体质者可能对艾绒或隔物材料过敏，要提前做好过敏测试；体质虚弱者，艾灸的强度和时间可能需要适当调整，避免过度刺激。

身心状态调整：让患者保持放松的身心状态。紧张、焦虑的情绪可能会影响艾灸的效果，并且在紧张状态下患者对艾灸的热度耐受性可能降低。可以让患者在安静、舒适的环境中稍作休息，调整呼吸，使身心平静后再进行艾灸。

（三）环境方面

通风良好：施灸环境要保持通风，但要避免风口直接对着患者。良好的通风可以及时排出艾灸产生的烟雾，减少烟雾对呼吸道的刺激。

温度适宜：室内温度要适中，避免患者着凉。因为在艾灸过程中，患者皮肤毛孔会张开，容易感受风寒之邪。一般建议室内温度保持在 20～25℃左右。

（四）灸前准备方面

材料选择和检查：选择质量好的艾绒和合适的隔物材料（如果是间接灸）。艾绒要干燥、无杂质，隔物材料（如姜片、蒜片）要新鲜。检查艾绒是否有霉变、隔物材料是否有变质等情况。

穴位定位准确：精准定位穴位是关键。可以使用骨度分寸法、手指同身寸法等多种方法来确定穴位位置。如在艾灸足三里穴时，要通过正确的定位方法确保刺激的是准确的穴位，以发挥其应有的治疗效果。

（五）施灸过程方面

观察反应：密切观察患者在艾灸过程中的反应。注意皮肤的颜色变化、患者的表情和感受等。如果患者出现皮肤灼痛、心慌、头晕等不适症状，应立即停止艾灸。例如，在进行直接灸时，当患者表示皮肤疼痛难忍，要及时移开艾炷，检查皮肤是否有烫伤。

控制火候和时间：根据灸法类型和患者的体质、病症来控制艾灸的火候和时间。如在悬灸时，要根据患者对温热的感受调整艾条与皮肤的距离，避免烫伤皮肤；在直接灸和间接灸时，严格按照预定的壮数和时间进行操作，防止灸量过度。

（六）灸后护理方面

皮肤护理：艾灸后，注意皮肤的护理。如果皮肤微微发红，这是正常现象，一般不需要特殊处理。若出现小水疱，不要自行挑破，应保持局部清洁，让水疱自然吸收；对于较大的水疱，要在严格消毒后用无菌注射器抽出疱液，然后用纱布覆盖，防止感染。

饮食和休息：嘱咐患者艾灸后适当休息，避免剧烈运动。饮食上要避免食用辛辣、油腻、生冷等刺激性食物，保持清淡饮食，以利于气血的恢复和艾灸效果的巩固。

附录

作品版权登记

作品登记证书

登记号：苏作登字-2024-K-00332554

作品/制品名称：《针灸辅行诀》　　　　　　作品类别：美术

作　者：赵本宏 徐晓卓　　　　　　　　　著作权人：赵本宏 徐晓卓

创作完成日期：2024-12-02　　　　　　　　首次发表/出版/制作日期：

　　以上事项，由赵本宏 徐晓卓申请，经江苏省版权局审核，根据《作品自愿登记试行办法》规定，予以登记。

登记日期：2024-12-10

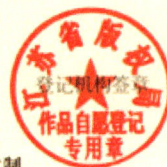

中华人民共和国国家版权局统一监制

作品电子样本

登记号：苏作登字-2024-K-00332554　　　　第1件/共8件

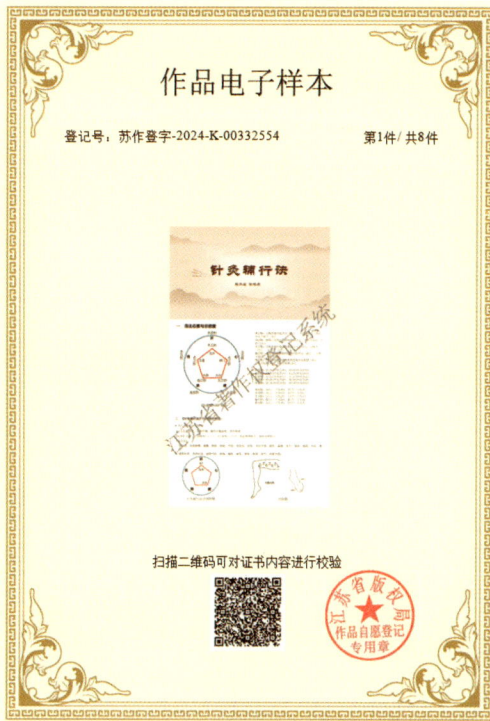

扫描二维码可对证书内容进行校验

作品电子样本

登记号：苏作登字-2024-K-00332554　　　　第2件/共8件

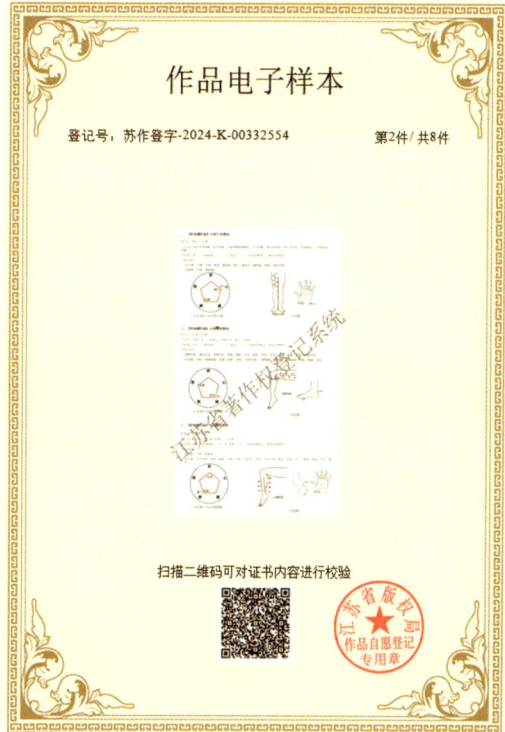

扫描二维码可对证书内容进行校验

作品电子样本

登记号：苏作登字-2024-K-00332554　　　　第3件/共8件

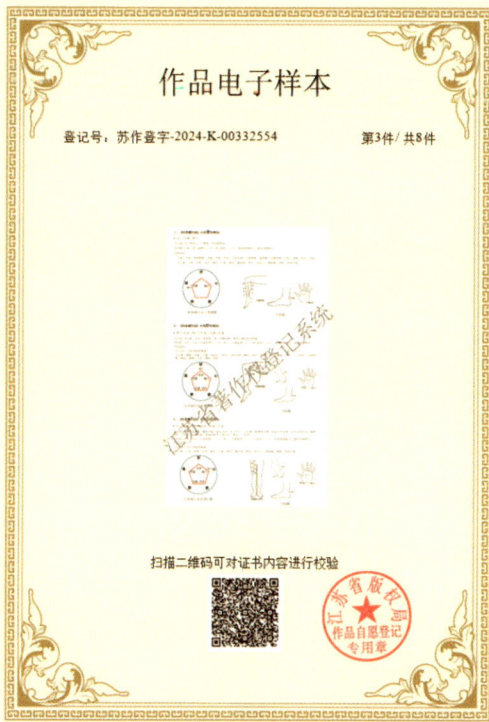

扫描二维码可对证书内容进行校验

作品电子样本

登记号：苏作登字-2024-K-00332554　　　　第4件/共8件

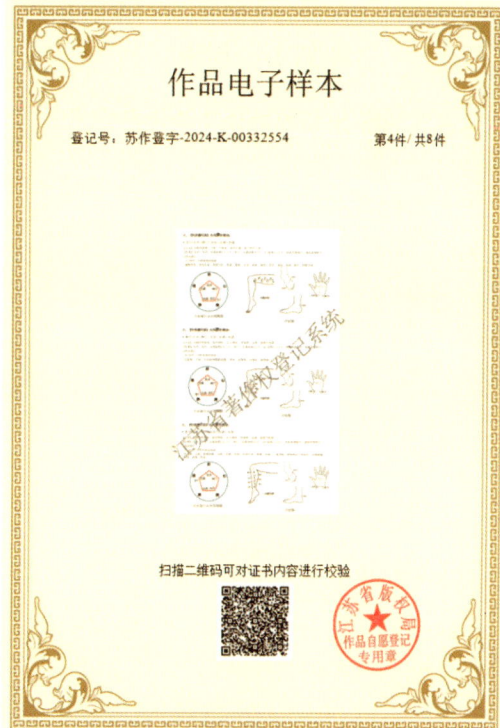

扫描二维码可对证书内容进行校验

作品电子样本

登记号：苏作壹字-2024-K-00332554　　　第5件/共8件

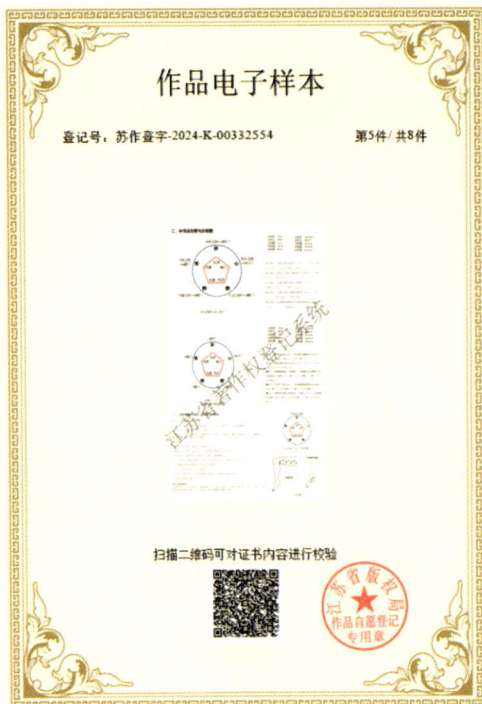

扫描二维码可对证书内容进行校验

作品电子样本

登记号：苏作壹字-2024-K-00332554　　　第6件/共8件

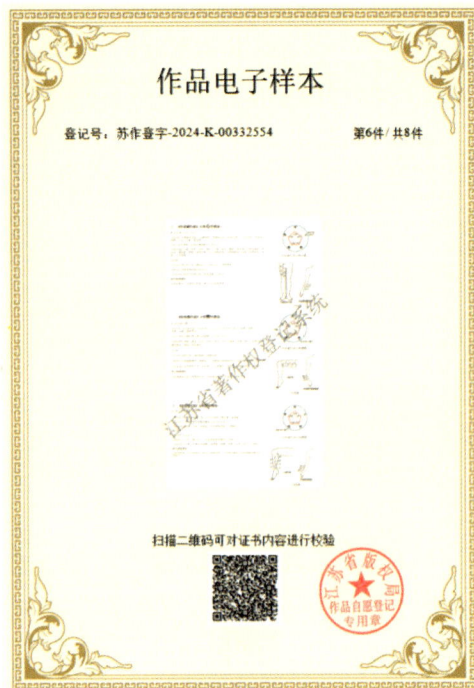

扫描二维码可对证书内容进行校验

作品电子样本

登记号：苏作壹字-2024-K-00332554　　　第7件/共8件

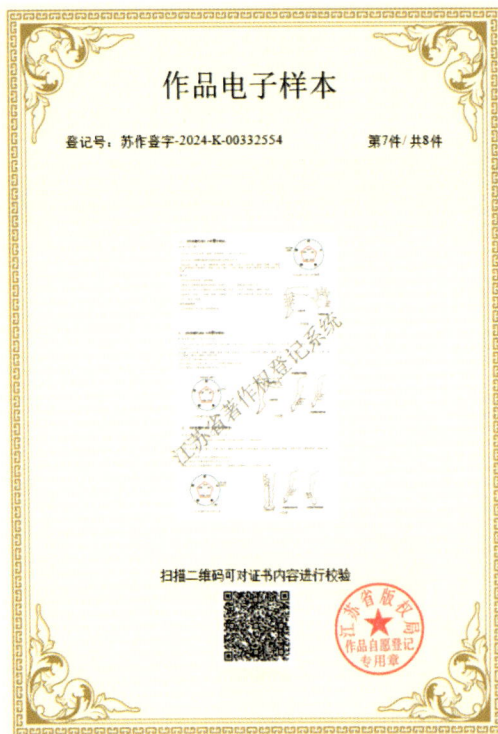

扫描二维码可对证书内容进行校验

作品电子样本

登记号：苏作壹字-2024-K-00332554　　　第8件/共8件

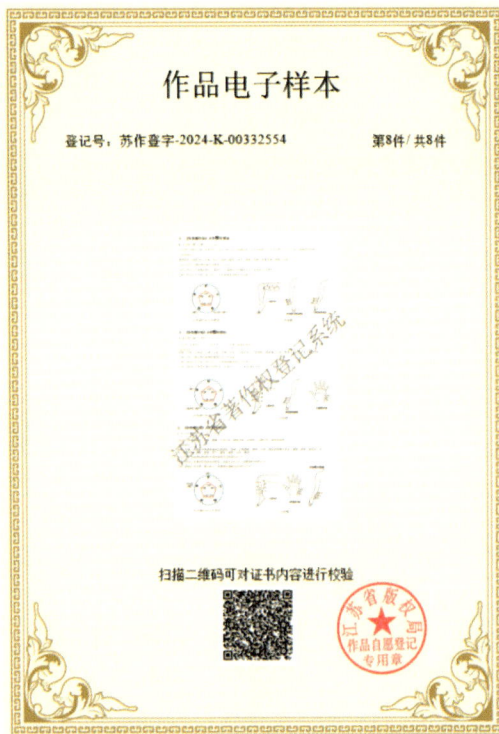

扫描二维码可对证书内容进行校验

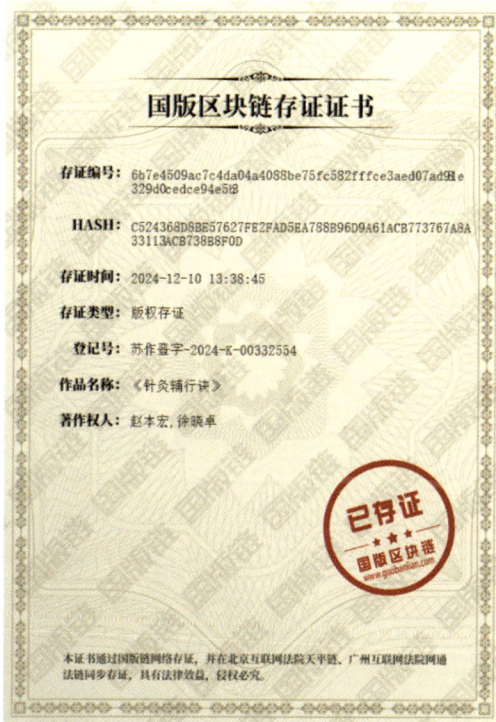

国版区块链存证证书

存证编号： 6b7e4509ac7c4da04a4088be75fc582fffce3aed07ad9ae
329d0cedce94e5f3

HASH： C524368D9BE57627FE2FAD5EA788B96D9A61ACB773767A8A
33113ACB738B8F0D

存证时间： 2024-12-10 13:38:45

存证类型： 版权存证

登记号： 苏作登字-2024-K-00332554

作品名称： 《针灸辅行诀》

著作权人： 赵本宏，徐晓卓

本证书通过国版区块链网络存证，并在北京互联网法院天平链、广州互联网法院网通
法链链同步存证，具有法律效益，侵权必究。

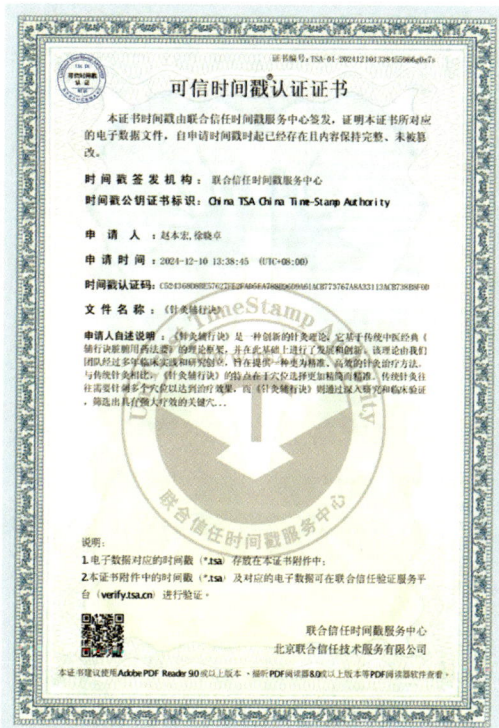

证书编号：TSA-01-20241210133845566q0s7s

可信时间戳认证证书

本证书时间戳由联合信任时间戳服务中心签发，证明本证书所对应
的电子数据文件，自申请时间戳时起已经存在且内容保持完整、未被篡
改。

时间戳签发机构： 联合信任时间戳服务中心

时间戳公钥证书标识： China TSA China Time-Stamp Authority

申 请 人： 赵本宏，徐晓卓

申 请 时 间： 2024-12-10 13:38:45 （UTC+08:00）

时间戳认证证码： C524368D9BE57627FE2FAD5EA788B96D9A61ACB773767A8A33113ACB738B8F0D

文 件 名 称： 《针灸辅行诀》

申请人自述说明： 《针灸辅行诀》是一种创新的针灸理论，它基于传统中医经典《
辅行诀脏腑用药法要》的理论原理，并在此基础上进行了发展和创新。该理论由我们
团队经过多年临床实践和研究创立，旨在提供一种更为精准、高效的针灸治疗方法。
与传统针灸相比，《针灸辅行诀》的特点在于它选择更加精简而精准。传统针灸往往
比较重针刺多个穴位以达到疗效果，而《针灸辅行诀》则通过深入研究和临床验证，
筛选出具有强大疗效的关键穴...

说明：

1. 电子数据对应的时间戳存放在本证书附件中；
2. 本证书附件中的时间戳（*.tsa）及对应的电子数据可在联合信任验证平
台（verify.tsa.cn）进行验证。

联合信任时间戳服务中心
北京联合信任技术服务有限公司

本证书建议使用Adobe PDF Reader 9.0或以上版本，缩斤PDF阅读器8.0版以上版本等PDF阅读器软件查看。

参考书籍

[1] 马继兴. 敦煌古医籍考释 [M]. 南昌：江西科学技术出版社，1988.

[2] 马继兴. 敦煌医药文献辑校 [M]. 南京：凤凰出版社，2007.

[3] 丛春雨. 敦煌中医药全书 [M]. 北京：中医古籍出版社，1994.

[4] 王雪苔. 《辅行诀脏腑用药法要》校注考证 [M]. 北京：人民军医出版社，2008.

[5] （梁）陶弘景撰. 张大昌，钱超尘主编. 辅行诀五藏用药法要传承集 [M]. 北京：学苑出版社，2008.

[6] 衣之镖，衣玉品，赵怀舟.《辅行诀五藏用药法要》研究 [M]. 北京：学苑出版社，2009.

[7] 衣之镖，赵怀舟，衣玉品. 辅行诀五脏用药法要校注讲疏 [M]. 北京：学苑出版社，2009.

[8] 衣之镖. 赵怀舟校. 辅行诀五脏用药法要临证心得录 [M]. 北京：学苑出版社，2011.

[9] 衣之镖. 辅行诀五脏用药法要药性探真 [M]. 北京：学苑出版社，2014.

[10] 衣之镖. 辅行诀五脏用药法要阐幽躬行录 [M]. 北京：学苑出版社，2018.

[11] 衣之镖.《辅行诀五脏用药法要》二旦四神方述义 [M]. 北京：学苑出版社，2017.

后记

　　我在针灸临床工作三十余年，对针灸通过刺激人体特定的穴位来调节气血、疏通经络，从而达到治疗疾病及保健强体有较深的体会。十多年前，我开始深入研读《辅行诀脏腑用药法要》著作，其以五行五脏理论为核心，系统阐述脏腑补泻用药法则，对我的针灸临证有极大的启发，我总结出用五输穴的五个原穴和五脏五行针（木火土金水）穴位、五门针（肝心脾肺肾）穴位等相配合，利用脏腑相生相克理论来治疗疾病。多年的临床实践显示，按此体系治疗多种疾病均疗效明显且安全实用，这让我感到莫大的心慰。　由此我萌生出将这些心得总结成书的心愿，希望与同道分享和学习。

　　《针灸辅行诀》即将付梓印刷之际，我要特别感谢南京御生堂中医门诊部的陈美兰女士对本书出版给予的支持和帮助；另外还要感谢学生徐晓卓对书稿文字的整理和电脑录入，付出了很多辛苦的劳动。

　　衷心希望本书能成为针灸经络爱好者学习入门的重要读物，陪伴他们进入易懂易学、实用实在的经络世界，为健康服务，同时能感受中医文化的精深博大。

　　由于时间和水平有限，本书著写中的不足之处，恳请广大读者予以批评指正，以帮助适时再版时更完善。

赵本宏

于南京御生堂中医门诊部

2025 年 6 月 6 日